老年人健康管理手册

刘传斌　李　博　主编

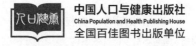

中国人口与健康出版社
China Population and Health Publishing House
全国百佳图书出版单位

图书在版编目（CIP）数据

老年人健康管理手册 / 刘传斌，李博主编 . -- 北京：中国人口与健康出版社，2024. 8. -- ISBN 978-7-5101 -9690-4

Ⅰ. R161.7-62

中国国家版本馆 CIP 数据核字第 2024FC1691 号

老年人健康管理手册
LAONIANREN JIANKANG GUANLI SHOUCE

刘传斌　李　博　主编

责 任 编 辑	刘继娟　刘梦迪	
装 帧 设 计	华兴嘉誉	
责 任 印 制	林　鑫　任伟英	
出 版 发 行	中国人口与健康出版社	
印　　　刷	北京旺都印务有限公司	
开　　　本	880 毫米 × 1230 毫米 1/32	
印　　　张	7	
字　　　数	137 千字	
版　　　次	2024 年 8 月第 1 版	
印　　　次	2024 年 8 月第 1 次印刷	
书　　　号	ISBN 978-7-5101-9690-4	
定　　　价	29.80 元	

微 信 ID	中国人口与健康出版社	
图 书 订 购	中国人口与健康出版社天猫旗舰店	
新 浪 微 博	@ 中国人口与健康出版社	
电 子 信 箱	rkcbs@126.com	
总编室电话	（010）83519392	
办公室电话	（010）83519400	发行部电话　（010）83557247
		网销部电话　（010）83530809
传　　　真	（010）83519400	
地　　　址	北京市海淀区交大东路甲 36 号	
邮　　　编	100044	

编 委 会

前言

　　我国老年人口持续增加，老龄化程度不断加深，给健康中国建设带来严峻挑战。根据人口普查数据显示，截至2021年底，我国60岁及以上老年人口达2.67亿人，占总人口的18.9%。这意味着每5个人中就有1个老年人，而老年人身体机能往往处于下降期，各种健康问题凸显。

　　针对上述情况，我国在"十三五"规划期间提出了"健康中国行动"，把提高全民健康管理水平放在国家的战略高度上。群众健康将从医疗为主转向预防为主，从以治疗为中心转向以健康为中心，不断提高全民的自我健康管理意识，每个人必须承担起自己健康的责任，做自己健康的第一责任人。因此，提升老年人群的自我健康管理水平对于推进实施健康中国战略具有重要意义。

　　本书的编写团队主要为长期从事老年人保健工作的一线人员，在健康管理方面有着丰富的经验。书中根据当前最新的权威指南，结合老年人群的特点，从生活方式管理、常见慢病保健和突发急症保健三个方面对老年人的健康管理进行了系统阐述。本书内容参考当前最新的权威指南，具有权威性、新颖性，同时语言表述通俗易懂、处置方法简单有效，具有可读性、可操作性，特别是书中慢病的自我保健要点、突发急症现场处置等内容，非常"接地气"，有助于提升老年朋友自我健康管理水平和应急处置能力。

最后，希望各位读者能从本书中获益，将其用于自我健康管理和家人健康维护，切实做自己健康的第一责任人。

编　者

2023 年 12 月

目录

第一章

生活方式管理

第一节 平衡膳食

1. 什么是平衡膳食

平衡膳食是指选择多种食物，经过适当搭配制作出的膳食，这种膳食中能量和各种营养素含量充足，种类齐全，比例适当，既能满足身体的日常生理需要，又能避免因比例失调、某些营养素过量或不足导致的代谢紊乱，如肥胖、营养不良等。

2. 膳食不平衡有什么危害

长期膳食不平衡，可导致营养不良，进而诱发疾病。中国营养学会发布的《中国居民膳食指南科学研究报告（2021）》指出，膳食不平衡是慢性病发生的主要危险因素。全球疾病负担研究显示，不合理的膳食是中国人疾病发生和死亡的最主要危险因素，2017 年中国居民有 310 万人的死亡可以归因于膳食不合理。比如，长期高盐饮食会使体内钠离子的含量上升，引起水钠潴留，导致血压升高，加重心脏和肾脏的负担。

3. 平衡膳食的原则是什么

没有一种天然食物能满足人体所需的全部营养素，因此平衡膳食需要我们进行多种食物类别搭配，遵循"品种齐全、种类多样、数量科学"的原则。品种齐全即每天饮食都应包含5大类食物；种类多样即平均每天摄入12种以上食物，每周摄入25种以上食物，合理搭配；数量科学，即摄入与消耗的热量处于动态平衡，坚持谷类为主，兼顾其他。

4. 常见食物类别有哪些

常见食物类别包括5大类，即谷薯类、蔬菜类、水果类、动物蛋白类（包括鱼禽畜肉、蛋、乳制品等）、油脂类。谷薯类是人体热量的主要来源，其中谷类包括大米、玉米、小米、高粱等，薯类包括红薯、山药、芋头、马铃薯等。蔬菜类、水果类为人体提供维生素、矿物质、膳食纤维等。动物蛋白类可以提供人体必需的氨基酸，优质的蛋白来源包括鸡蛋、牛奶、鱼类、禽类等。油脂类提供热量、促进脂溶性维生素的吸收，同时也是人体细胞结构的组成物质。

5. 人体每天应摄入多少热量

若每日摄入的热量不足，人体则会运用自身储备的热量，甚至消耗自身的组织以满足生命活动的热量需要；若热量摄入过多，则会在体内不断储存，引起脂肪堆积，导致肥胖，危害我们的健康。那么，我们每天摄入多少热量合适呢？研究发现，人体每日所需的总热卡为 1800~2250kcal（女性为 1800kcal，男性为 2250kcal，每克碳水化合物含热卡为 4kcal，每克蛋白质含热卡为 4kcal，每克脂肪含热卡为 9kcal）。当然，具体的数值因人而异，不同性别、年龄、职业的人群会有所不同，可在此基础上估算。平衡膳食推荐碳水化合物所产热量应占总热量的 50%~65%，蛋白质占 10%~15%，脂肪占 20%~30%。具体也要结合自身每日的活动量消耗，做到动态平衡。我们可根据每日所需热量和各类物质比例，估算自己每日摄入食物的量，常见食物热量可见附表。

6. 每日平衡膳食有哪些推荐

（1）食物多样，合理搭配。每天的膳食包括谷薯类、蔬菜水果、畜禽鱼蛋奶和豆类。平均每天摄入 12 种以上食物，每周 25 种以上。坚持谷类为主，每天摄入谷类食物 200~300g，其中全谷物和杂豆类 50~150g，薯类 50~100g。

（2）多吃蔬果、奶类、大豆。餐餐有蔬菜，保证每天摄入不少于 300g 的新鲜蔬菜，深色蔬菜应占 1/2。天天吃水果，保证每天摄入 200~350g 的新鲜水果，果汁饮料不能代替鲜果。吃各种各样的奶制品，摄入量相当于每天 300mL 以上液态奶。

经常吃大豆制品，适量吃坚果。

（3）适量吃鱼、禽、蛋、瘦肉。总量最好平均每天 120～200g，每周最好吃鱼 2 次或 300～500g，蛋类 300～350g，畜禽肉 300～500g。鸡蛋营养丰富，吃鸡蛋不弃蛋黄。优先选择鱼，少吃肥肉、烟熏和腌制肉制品。

7. 如何养成良好的饮食习惯

少吃高盐和油炸食品。成年人每天摄入食盐不超过 5g，烹调油 25～30g。一日三餐，定时定量，饮食适度，不暴饮暴食、不偏食挑食、不过度节食。足量饮水，少量多次。在温和气候条件和低身体活动水平下，成年男性每天喝水 1700mL，成年女性每天喝水 1500mL。推荐喝白水或茶水，不喝或少喝含糖饮料。

8. 哪种烹饪方式最为健康

食材选择固然重要，但烹饪方式同样不可忽视。好的烹饪方法既保留了食材的营养成分，又增加了食物的美味。我们常用的烹饪方法包括炒、烧、蒸、煮、炖、水焯、炸、爆、煎、烤、腌、卤、熏等，各有千秋，其中蒸、煮、炖、水焯一般认为更健康，而腌、卤、熏等不宜长期应用。

9. **如有基础疾病，日常饮食需注意哪些**

对于患有冠心病、高血压等慢性基础性疾病的人而言，日常饮食需要按照专科医生的要求执行。如觉得专科医生介绍得不够全面，或者同时患有多种慢性基础性疾病，建议到医院营养科就诊咨询。以下是部分常见病的饮食注意事项。

（1）冠心病：低盐，饭菜宜清淡、少吃咸菜、口味重的食物；低脂，少吃油炸食品、奶油、肥肉、动物内脏等含脂肪和胆固醇高的食物，做菜少放油，炒菜时以菜籽油、豆油等植物油为主，不用或者少用猪油等动物性油。禁止暴饮暴食，避免诱发心绞痛。

（2）高血压：少钠，严格控制钠盐摄入，除食盐，还需注意其他含钠高的调味品，如味精、酱油、腌制品；适当补钾，多吃新鲜蔬菜、水果和豆类等；低脂，少吃动物内脏及饱和脂肪酸含量高的食物，包括肥肉、油炸食品、奶油或者虾黄、蟹黄类高胆固醇食物，以减缓动脉粥样硬化进展。

（3）糖尿病：低糖，根据血糖情况控制主食摄入，且以粗粮为主，如玉米、燕麦、红薯等；不吃或少吃太甜的食物，如蜜饯、水果罐头、蛋糕、冰激凌等容易快速升高血糖的食物。注意进餐间隔，避免间隔时间过长或者过短导致血糖波动。

（4）痛风：低嘌呤，忌吃各种动物内脏、海鲜（特别是沙丁鱼）、贝类、豆制品、芦笋、香菇、紫菜、肉汤等，不喝酒（特别是啤酒、黄酒、葡萄酒）和果汁饮料；多饮水，建议每日维持在 2000mL 以上。

（5）肾功能不全：低盐，一天盐的摄入量在 3g 左右，不要超过 6g；优质低蛋白，即控制食物蛋白的总量且优质蛋白占多数，肾功能 3 期以后，优质蛋白要占一天蛋白总摄入量的 60% 以上，而非优质蛋白要控制在 40% 以下。其中，优质蛋白是指肉、蛋、奶、大豆等对于身体好吸收的蛋白质；非优质蛋白主要是我们吃的主食、蔬菜、水果这些富含植物蛋白的食物。充足热量，慢性肾病是消耗性疾病，需要比普通人更高的热量，可适当补充麦淀粉、藕粉等。低嘌呤，肾功能不全后容易导致尿酸高，所以饮食上应注意减少嘌呤摄入。

第二节　合理用药

1. 什么是合理用药

　　合理用药是指以当代药物和疾病的系统知识与理论为基础，安全、有效、经济、适当地使用药物。世界卫生组织（WHO）对合理用药的具体内涵进行了明确规定，于1997年制定了合理用药的七项生物医学标准：用药指征适宜；药物正确无误；药品调配及提供的药品信息无误；剂量、用法、疗程妥当；药物的疗效、安全性、使用及价格对患者适宜；用药对象适宜，无禁忌证，药品不良反应小；患者遵嘱情况良好。

2. 用药不合理有什么危害

　　药物治疗是临床上最常用、最基本的治疗手段，使用得当可以起到预期的治疗作用，使用不当则会贻误治疗，甚至产生一些对治疗不利的反应。临床药物治疗的核心问题就是合理用药。据WHO统计，全世界有1/3的死亡病例与用药不当有关。我们身边很多老人，经常同时患有多种疾病，就诊时各个专科都开药，最后出现同时用十几种甚至几十种药的情况，故需要我们格外关注用药的合理性。

3. 常见不合理用药有哪些

不合理用药主要有以下四类：

（1）药物选用不当，如选用的药物不对症，对特殊患者有用药禁忌等。

（2）合并用药不当，无必要或不恰当地合并使用多种药物，增加了药物的毒副作用。

（3）用药剂量不合理，包括用药量不足或者疗程不足和用药剂量过大或者疗程过长。

（4）中药使用不当，主要包括药症不符、超剂量服药、超疗程或长期服药、中西药联合使用不合理等。

4. 哪些人需要特别注意用药是否合理

（1）老年人。老年人身体器官功能逐渐退化，往往有多病共存的情况，用药种类多，用药时需要注意药品耐受性和联合用药的相互作用。

（2）肝肾功能异常者。肝脏和肾脏是我们人体药物代谢和排泄的重要器官，其功能异常时要注意评估，避免使用肝肾毒性药物或相应地减少剂量，以免加重损伤，同时用后密切观察，发现异常情况及时停药就诊。

（3）孕妇及哺乳期妇女。要注意药品禁忌证，药物不仅会对其本身产生作用，有些药物还可以通过胎盘的血液循环或者乳汁传递给胎儿和婴儿，勿擅自用药，用药前一定要咨询专科医生。

（4）儿童。其身体属于尚未成熟阶段，对药品的耐受性较弱，用药不可直接参照成人，儿童用药需遵医嘱执行，对于非处方药家长也需要仔细阅读药品说明书，不清楚的地方及时咨询专科医生。

（5）特殊职业者，如驾驶员、高空作业人员等。需要注意药物对工作能力的影响，如感冒药、抗过敏药、镇静催眠药可造成嗜睡、眩晕、反应迟钝等。

5. 合理用药应注意哪几项

（1）关注个体差异。

（2）注意药物间相互作用。

（3）关注用药时间。

（4）注意药品不良反应。

（5）注意中药和中成药的使用。

6. 合理用药与个体差异有什么关系

随着药物基因组学的发展，让我们认识到基因的多态性与药物反应个体差异密切相关。导致药物反应个体差异的原因主要包括药效学和药动学两个方面。

（1）药效学：主要与药物的靶点或者受体的功能有关，最常见的例子是抗肿瘤靶向药物个体化给药，通过检测肿瘤相关基因的突变类型或者生物标志物，决定是否使用靶向治疗药物或者使用何种靶向治疗药物。

（2）药动学：主要与吸收、分布、代谢、排泄过程的相关酶和转运体的功能有关，如使用氯吡格雷对 CYP2C19 的检测等。

因此，在给药前，通过测定相关的基因突变类型，可以判断患者用药后可能发生的变化，将给药方案加以调整，制订个性化的方案，达到提高疗效、降低不良反应或者毒性反应的目的。

7. 合理用药为什么要注意药物间相互作用

药物进入人体后的代谢大多数是通过肝和肾，而很多种类的药物是共用一个代谢通路的，当联用同一个代谢通路的几类药物时，则容易导致药物蓄积，发生药物不良反应。以临床中常用的降脂药他汀类为例，它主要通过肝脏中的细胞色素 P450 进行代谢，而我们临床常用的大环内酯类抗生素（红霉素、罗红霉素、克拉霉素等）、免疫抑制剂（环孢素 A 等）、抗真菌药（伊曲康唑等）、抗心律失常药（胺碘酮、维拉帕米等）以及食物（西柚）也都需要通过 P450 代谢，若发生联用的情况，则会增加他汀导致肝功能损伤、横纹肌溶解的风险。此外，药物间的相互作用也有有益的一面，如果搭配合理，可以产生

"1+1 > 2"的效果,如治疗帕金森病时左旋多巴与卡比多巴联用。左旋多巴为治疗帕金森病的一线用药,它必须进入脑内才能发挥疗效,但是大部分的左旋多巴吸收后在肝脏、肠等外周组织中脱羧生成多巴胺,进入中枢的左旋多巴仅为1%。卡比多巴为外周左旋芳香氨基酸脱羧酶抑制剂,可抑制外周的左旋多巴转化为多巴胺,降低外周多巴胺的生成,减少不良反应,同时使进入中枢神经系统的左旋多巴增加,从而提高左旋多巴的疗效。因此,在药物搭配时要特别注意药物间的相互作用,尽量利用其有益的一面,同时注意当前所用药物的配伍禁忌及相关注意事项。

8. 合理用药为什么要关注用药时间

人体的一些生理功能或病理现象呈明显的昼夜节律,同一种药物、同等剂量可因给药时间不同,影响药效的发挥,选择最适宜的服药时间,可以达到事半功倍的效果。如人体激素分泌的峰值在早晨7~8时,早晨服用激素类药物可避免药物对激素分泌的反射性抑制作用,对人体下丘脑—垂体—肾上腺皮质轴的抑制作用比较轻,可减少不良反应。我们的服药时间有清晨、餐前、餐中、餐后、睡前,常用药的服药时间建议如下。

①清晨:激素类药物、降压药(大多数人)、抗抑郁药、利尿药、质子泵抑制剂;

②餐前:胃黏膜保护药(如铝碳酸镁)、胃肠促动药、格

列类降糖药等；

③餐中：阿卡波糖（和第一口饭嚼服）；

④餐后：抗生素、非甾体消炎药等；

⑤睡前：降压药（少部分非杓型血压患者）、部分降脂药（辛伐他汀、氟伐他汀、洛伐他汀）、睡眠药、抗过敏药等。

因此，在了解药物使用剂量以外，还要特别注意服药时间。

9. 合理用药为什么要注意药品不良反应

药品不良反应（ADR）是指合格药品在正常用法用量下出现的与用药目的无关的或意外的有害反应。ADR 是药品固有特性引起的，任何药品都有可能引起不良反应，即我们常说的"是药三分毒"。因此，在用药前应仔细阅读说明书中涉及的不良反应，用药后注意监测。

10. 合理用药为什么要注意中药和中成药的使用

中药和中成药成分复杂，在使用前应特别注意既往病史以及现有药物的配伍禁忌。如常用的中药麻黄可引起眼压升高，有青光眼病史者应慎用含麻黄类的中药汤剂和中成药（麻杏止咳片、通宣理肺丸、防风通圣丸、急支糖浆、大活络丹等）；正在服用阿司匹林的冠心病患者，若使用银杏叶片、银杏叶胶囊等可增加出血风险。此外，药物主要经肝肾代谢，对于肝肾功能受损的患者，在使用中药和中成药前应做相关评估，同时尽量减少有明确损伤肝肾的中药的使用，如何首乌、马兜铃、关木通等。

11. 如何确保自己用药方案合理

就诊时，应向医生详细说明自己的情况，包括既往病史、药物过敏史、当前用药等，便于医生选择药物。如果患有多种疾病，特别是部分高龄老人，就诊时一般都是到各个专科问诊开药，最后出现用十几种甚至几十种药的情况，这里建议老年人到老年科或者医院的药学门诊就诊，由专家根据个体情况对用药方案进行系统梳理，制订个体化用药方案。

要到正规合法机构购买药物，首次用药前应仔细阅读说明书，尤其注意药物的禁忌证、注意事项、不良反应，还有药品间的相互作用，如有疑问应及时咨询药师或医生。药物使用时，要严格遵守医嘱，按时按量应用，不可随意停药或增减剂量；用后要注意是否出现药物相关不良反应，如有异常情况及时就诊。

第三节 身体活动

1. 什么是身体活动

身体活动是指骨骼肌收缩引起能量消耗的活动。

2. 身体活动都有哪些类型

（1）按日常活动分类。身体活动可分为职业性身体活动（工作中老是动着还是老是坐着）、交通往来身体活动（走路还是坐车）、家务性身体活动和业余休闲身体活动（如游泳、跑步、打球等）。

（2）按能量代谢分类。身体活动可分为有氧活动和无氧活动。有氧活动是指躯干、四肢等大肌肉群参与为主的，有节律、时间较长、能够维持在一个稳定状态、以有氧代谢为主要供能途径的身体活动，如以每小时 4 千米的中等速度步行、以每小时 12 千米的速度骑自行车。无氧活动是指以无氧代谢为主要供能途径的身体活动，一般为肌肉的强力收缩活动，如100 米短跑、5000 米长跑末期。

（3）按生理功能和运动形式分类。身体活动可分为柔韧性活动（如瑜伽、太极等）、强壮肌肉活动（如负重、举哑铃、俯卧撑等）、平衡性活动（如单腿站立、倒着走、平衡板练习等）、健骨运动（蹦、跳、舞蹈等）和高强度间歇训练。

3. 缺乏身体活动的危害有哪些

目前，缺乏身体活动已成为全球范围死亡的第四位危险因素，21%~25%的乳腺癌和直肠癌、27%的糖尿病和30%的缺血性心肌病可以归因于缺乏身体活动。

4. 身体活动的益处和原则是什么

古人云："动以养身，静以养心。"适当的身体活动是增强体质、预防疾病、健康长寿的重要因素。研究表明，有规律地进行身体活动可以减少患冠心病、卒中、2型糖尿病、高血压、结肠癌、乳腺癌和抑郁症的风险。世界卫生组织（WHO）发布了《关于身体活动有益健康的全球建议》和《关于身体活动和久坐行为指南》，提倡所有人动起来；我国也发布了《中国人群身体活动指南（2021）》，提出"动则有益、多动更好、适度量力、贵在坚持"的原则。

5. 对身体活动的活动量和方式选择的建议是什么

《中国人群身体活动指南（2021）》建议：一是要减少静态行为；二是身体活动要达到推荐量；三是安全地进行身体活动。

（1）对于18～64岁的成年人，建议每周进行150～300分钟中等强度（如慢跑、登山、自行车、游泳、乒乓球、羽毛球、瑜伽等）或75～150分钟高强度有氧活动（如跳绳、仰卧起坐、快速高抬腿、俯卧撑、深蹲开合跳等），或者等量的中等强度和高强度有氧活动组合；每周至少进行2天肌肉力量练习；保持日常身体活动，并逐步增加活动量。

（2）对于65岁以上的老年人，成年人身体活动建议同样适用于老年人；坚持平衡能力、灵活性和柔韧性练习；如身体不允许每周进行150分钟中等强度身体活动，应尽可能地增加各种力所能及的身体活动。

（3）对于慢性病患者，建议活动前应咨询医生，并在专业人员指导下进行；如身体允许，可参照同龄人群的身体活动推荐；如身体不允许，仍鼓励根据自身情况进行规律的身体活动。

6. 不知道自己适合哪些身体活动怎么办？我们推荐的运动处方有哪些

对于上班族而言，工作出行多为坐姿，时间长了容易患腰椎、颈椎疾病，虽然我们知道运动和锻炼很重要，但不知道哪些身体活动适合自己。对于老年人而言，常患有高血压、糖尿病、冠心病等慢性疾病，可能活动之后血压就高、胸口就闷，那还能不能活动呢？我们的建议是到医院康复医学科就诊，由专业医生开具运动处方进行科学活动。

运动处方是根据医学检查资料（包括运动实验及体力测验）按处方对象的健康、体力及心血管功能状况，结合生活环境条件和运动爱好等个体特点，用处方的形式规定适当的运动种类、持续的时间、频率、运动量、运动强度，并指出运动中的注意事项，以便有计划地经常性锻炼，达到健身和治病的目的。

运动处方包括运动目的、运动形式、运动强度、运动持续时间、运动频率、注意事项。现代运动处方的运动形式包括3类：①有氧耐力运动项目，如步行、慢跑、速度游戏、乒乓球、羽毛球、游泳、骑自行车、滑冰、划船、跳绳、网球运动等；②伸展运动及健身操，如广播体操、气功、武术、舞蹈等及各类医疗体操和矫正体操；③力量性锻炼，如自由负重练习。运动强度指单位时间内的运动量（运动强度＝运动量／运动时间），是运动处方中最重要的一个因素，可根据锻炼时的心率、主观用力程度分级（RPE）进行定量化。常用年龄减算法确定适宜心率，一般健康人群适宜心率（次／分钟）＝180－年龄；60岁以上或体弱者适宜心率（次／分钟）＝170－年龄。

运动持续时间和运动强度关系密切，较适宜的运动时间至少应该在 15 分钟。运动频率是指每周锻炼的次数，研究提示每周锻炼 3~4 次是最适宜的频率。

运动处方示例

姓名：×× 性别：男 年龄：57

目前诊断：

1. 冠心病，冠状动脉支架植入术后。

2. 高脂血症。

既往无高血压、糖尿病等病史，不吸烟，偶饮酒。平时工作需长期久坐，加班熬夜较多，日常锻炼方式为快步走。

查体评估：安静心率 62 次／分，血压 120/80mmHg，身高 170cm，体重 70kg，体重指数 24.2kg/m²，营养状况良好。

（1）运动目的：心脏康复，提高心脏功能和生活质量。

（2）运动形式：主要包括有氧运动和抗阻运动。有氧运动包括行走、慢跑、游泳和骑自行车等；抗阻运动包括静力训练和负重等。心脏康复中的运动形式虽然以有氧运动为主，但抗阻运动是必不可少的组成部分。

（3）运动强度：在一定范围内随运动强度的增加，运动所获得的心血管健康或体能益处也增加。可结合自我感知劳累程度分级来评价。通常建议患者的运动强度在 11~16 分。

表 1-1 主观用力程度分级表

RPE	主观运动感觉	对应参考心率
6	安静，不费力	静息心率
7	极其轻松	70 次 / 分
8		
9	很轻松	90 次 / 分
10	轻松	
11		110 次 / 分
12		
13	有点儿吃力	130 次 / 分
14		
15	吃力	150 次 / 分
16	非常吃力	
17		170 次 / 分
18		
19	极其吃力	195 次 / 分
20	精疲力竭	最大心率

（4）运动持续时间：心脏病患者的最佳运动时间为 30～60 分钟 / 天。对于刚发生心血管事件的患者，从 10 分钟 / 天开始，逐渐增加运动时间，最终达到 30～60 分钟 / 天的运动时间。

（5）运动频率：有氧运动每周 3～5 天，最好每周 7 天。抗阻运动、柔韧性运动每周 2～3 天，至少间隔 1 天。

（6）注意事项：①了解自己在运动康复过程中身体的警

告信号，包括胸部不适或其他类似心绞痛症状、轻度头痛或头晕、心律不齐、体重增加和气喘等。②运动中若出现胸痛、头昏目眩、过度劳累、气短、出汗过多、恶心呕吐以及脉搏不规则等，应马上停止运动。停止运动后上述症状仍持续，特别是停止运动5~6分钟后，心率仍增加，应赶紧就医。③运动强度不超过目标心率或自感用力程度，并应注意运动时间和运动设备的选择。④注意运动时热身运动和整理运动的重要性，这与运动安全性有关。⑤根据环境的变化调整运动水平，如冷热、湿度和海拔变化。

3. 经典运动程序：

（1）准备活动：多采用低水平有氧运动和静力拉伸，持续5~10分钟。目的是放松和伸展肌肉，提高关节活动度和心血管的适应性，帮助患者为高强度锻炼阶段做准备，通过逐渐增加肌肉组织的血流量和关节的运动准备来降低运动损伤的风险。

（2）训练阶段：包含有氧运动、抗阻运动和柔韧性运动等，总时间30~60分钟。其中有氧运动是基础，抗阻运动和柔韧性运动是补充。

①有氧运动。有氧运动简单来说就是长时间、中低强度、全身大肌肉都参与其中的运动，如快走、跑步、游泳、骑行、球类运动、广场舞、有氧操、做家务、2分钟高抬腿，此外还有太极拳、五禽戏、八段锦等。快走动作简单，运动强度容易控制，个体间能量消耗差异小，适用于心肺耐力水平较低的人。

②抗阻运动。抗阻运动是指克服一定阻力的肌肉强化练习，如身体自重、哑铃、杠铃、弹力带、力量器械等。力量训练可提高全身肌肉力量，从而提升运动表现，增加骨密度。

③柔韧性运动。柔韧性运动就是拉长肌肉，从而改善肌肉弹性和伸展性，减少肌肉紧张、促进疲劳消除，预防运动损伤。如压肩、臂外展后伸、坐位体前屈、俯卧撑起、坐压腿、直膝分腿坐压腿。

④神经肌肉训练。包括平衡性、灵活性和本体感觉训练。老年人摔倒的危险性增高，建议将神经肌肉训练作为心血管病老年患者综合提高体适能和预防摔倒的重要内容。活动形式包括太极拳、蛇形走、单腿站立和直线走等。活动频率为每周2～3次。

（3）放松运动：通过让运动强度逐渐降低，保证血液的再分布，减少关节和肌肉组织的僵硬和酸痛，避免静脉回流突然减少导致运动后发生低血压和晕厥的风险。放松方式可以是慢节奏有氧运动的延续或是柔韧性训练，根据患者病情轻重可持续5～10分钟，病情越重，放松运动的持续时间应越长。

第四节 健康睡眠

1. 每天应该睡多久

睡眠可以消除疲劳、恢复体力、保护大脑、提高免疫力，高质量的睡眠是身体健康的重要保证。目前国际上认为，平均一天睡 6.5 小时就够了，但具体要因人而异。比如，儿童可以延长到 12 小时，老年人一般睡 5～7 个小时比较适宜。如果起床后感觉精力充沛，即使睡不到 6.5 小时，也说明睡眠充足。

2. 睡眠问题会导致哪些危害

《2022 中国国民健康睡眠白皮书》显示，近 3/4 受访者曾有睡眠困扰，其中入睡困难是头号问题。罹患某些疾病可以并发睡眠障碍，反过来，睡眠障碍也可能导致机体的生理活动发生一系列改变甚至疾病。研究表明，长期缺觉可以引起神经、精神及亚健康症状，如烦躁、抑郁、警觉和活动能力下降，自主神经功能紊乱，消化功能障碍等身心疾病，影响身体健康及工作效率，使生活质量下降。

3. 睡眠障碍分 7 类，您属于哪一类

睡眠障碍主要表现为入睡困难、睡眠维持困难、早醒而引起的睡眠满意度下降，包括"睡不着、睡不好和睡不醒"。国际睡眠障碍分类第 3 版（ICSD-3）将睡眠障碍分为以下 7 类。

（1）失眠症。失眠是最常见的睡眠障碍，但生活中并不是所有睡不着觉都叫作失眠。ICSD-3 要求诊断失眠必须包含三大要素：持续的睡眠困难 + 有充足的睡眠机会 + 出现相关的日间功能受损。也就是说，不是客观原因让你无法睡觉，而是主观的持续性睡不着，并且影响了日常的生活。失眠又可分为短期失眠（通常持续几日或几周，可识别的应激源引发）、慢性失眠（每周出现至少 3 次，持续至少 3 个月）和其他失眠（存在失眠症状，但不符合另外两类失眠的诊断标准）。

（2）睡眠相关呼吸障碍。指睡眠期间的呼吸异常，分为中枢性睡眠呼吸暂停综合征、阻塞性睡眠呼吸暂停（obstructive sleep apnea，OSA）、睡眠相关低通气障碍、睡眠相关低氧血症障碍，其中 OSA 最为常见，表现为打鼾、白天嗜睡或疲劳。超重（BMI ≥ 25）或肥胖（BMI ≥ 30）、男性颈围 ≥ 43.18 厘米和女性颈围 ≥ 40.64 厘米、有鼻中隔偏曲或鼻息肉都是 OSA 的危险因素。如果您有打鼾严重、白天疲劳嗜睡情况，建议到专科就诊完善睡眠监测等检查判断是否为 OSA。

（3）中枢性嗜睡症。包括以日间嗜睡为主诉，并且排除了

其他睡眠障碍作为原因的疾病，分为发作性睡病、特发性嗜睡症、复发性嗜睡症和慢性睡眠不足。慢性睡眠不足在生活中很常见，可能源于工作需求、社会责任等压力，包括睡眠时间的不足和睡眠质量的下降，导致患者的身心受到损害。

（4）昼夜节律睡眠—觉醒障碍。是由生理节律改变，或环境导致的个人睡眠—觉醒周期失调的慢性或复发性睡眠障碍。

（5）异态睡眠。异态睡眠是指入睡时、睡眠中或从睡眠中觉醒时出现的不良身体事件（复杂的动作、行为）或体验（情绪、感知、梦境）。

（6）睡眠相关运动障碍。以不宁腿综合征（restless leg syndrome，RLS）最为常见，除此之外，还有周期性肢体运动障碍、睡眠相关痉挛。

（7）其他睡眠障碍。

4. 遇到睡眠障碍情况该怎么办

遇到睡眠障碍问题，首先寻找可能的诱因（如倒时差等）并进行相关调整。如果消除可能的诱因后，睡眠障碍仍未得到改善，建议到专科就诊，排除由疾病（如焦虑、抑郁等）或者所服药物不良反应所致。对于无明确病因的睡眠障碍，养成良好的生活习惯有助于获得高质量的睡眠。

5. 帮助培养健康睡眠习惯的建议有哪些

为了帮助人们改善整体睡眠，世界睡眠协会制订了成人健康睡眠的 10 个建议：

（1）建立相对固定的就寝时间和起床时间。

（2）如果你有午睡的习惯，白天的睡眠时间不要超过 45 分钟。

（3）睡前 4 小时避免过量饮酒，不要吸烟。

（4）睡前 6 小时避免摄入咖啡因，包括咖啡、茶和各种苏打水，以及巧克力。

（5）睡前吃点小吃是可以接受的，但睡前 4 小时避免吃油腻难消化的、辛辣或含糖的食物。

（6）有规律地锻炼，但不要在睡前剧烈运动。

（7）使用舒适的床上用品。

（8）为房间设置一个适宜睡觉的温度，并保持通风良好。

（9）排除所有的干扰噪声，并尽可能消除光污染。

（10）床只用来睡觉，不要将其用于工作或一般娱乐。

6. 就是睡不着、睡不好怎么办

睡不着、睡不好，可用药物来帮忙。

很多人尤其是老年人，对健康生活方式、科学睡眠习惯的培养都很关注，也已经认真实践了，但还是睡不着、睡不好，我们则可以通过药物帮助睡眠。目前，常用帮助睡眠的药物主要有两大类。具体用药请到专科就诊，由接诊医师根据个人情况开具药品。

7. 镇静催眠药有哪些特点？如何服用

镇静催眠药分为苯二氮䓬类和非苯二氮䓬类。

（1）苯二氮䓬类药物：是目前使用最广泛的催眠药，分短效、中效和长效。短效药物的半衰期是 1.5～3 小时，包括咪达唑仑、三唑仑等，可用于入睡困难的患者，易产生依赖性，撤药后可能出现反跳性失眠。中效药物的半衰期是 10～20 小时，包括艾司唑仑、阿普唑仑等，适用于睡眠不实、睡眠中反复觉醒的患者。长效药物的半衰期是 20～50 小时，包括安定、硝西泮、氯硝西泮等，具有起效慢、疗效长的特点，适用于睡眠不实和早醒患者，但患者服用后次日易产生困倦感、乏力，因此建议将服药时间提前到睡前 1 小时或更早，以减轻药物的残余作用。

这类药物大部分按照国家二类精神药品管理，有一定的成瘾性，总体来说对焦虑性失眠患者的疗效较好。可增加总睡眠时间，缩短入睡潜伏期，减少夜间觉醒频率，但可显著减少慢波睡眠，导致睡后恢复感下降。最常见的不良反应包括头晕、口干、食欲缺乏、便秘、谵妄、遗忘、跌倒、潜在的依赖性、次日残留的镇静作用、恶化慢性阻塞性肺疾病和阻塞性睡眠呼吸暂停，以及突然停药引起的戒断综合征。

（2）非苯二氮䓬类药物：这是新一代安眠药，半衰期短、疗效安全、可靠，较少出现药物依赖和撤药后的反跳性失眠，而且不影响睡眠结构，日间镇静和其他不良反应较少，目前正在广泛应用于临床，如唑吡坦、佐匹克隆、扎来普隆等。

8. 有镇静作用的其他类药物还有哪些

临床上还有一些药物也有镇静催眠的作用（见表1-2）。

（1）抗抑郁药：失眠不一定抑郁，但是抑郁可能会失眠。部分抗抑郁药也具有镇静催眠的作用，如米氮平、曲唑酮、氟伏沙明、多塞平等。

（2）抗精神病药：抗精神病类的药物，大部分有镇静的作用，如奥氮平、喹硫平、利培酮、氯氮平、氯丙嗪、奋乃静、氟哌啶醇等。

（3）抗过敏药：大部分抗过敏药有镇静的作用，如苯海拉明、氯苯那敏、异丙嗪、西替利嗪等。

表1-2 常用助眠药物（仅供参考）

药品名称	药物分类	服用方法	适应证	禁忌证	常见不良反应	注意事项
马来酸咪达唑仑	苯二氮䓬类，短效	7.5～15mg，临睡前口服；临床上也有采用小剂量舌下含服给药，与口服相比起效更快	各种失眠症的短期治疗，特别适用于入睡困难者	对药物过敏，严重心肺功能不全、严重肝功能不全、睡眠呼吸暂停综合征、重症肌无力，合并使用抗真菌药（酮康唑、伊曲康唑、伏立康唑）	可能出现头晕、乏力，偶见血压下降或呕吐	药物起效快，待做好所有就寝准备后再用药；可能产生依赖性，停药时应逐渐减小剂量，不可突然停药
艾司唑仑	苯二氮䓬类，中效	1～2mg，睡前口服	主要用于焦虑、失眠。也用于紧张、恐惧及抗癫痫和抗惊厥	中枢神经系统处于抑制状态的急性酒精中毒、肝肾功能损害、重症肌无力、急性或易于发生的闭角型青光眼发作、严重慢性阻塞性肺病变	口干、嗜睡、头昏、乏力等，大剂量可有共济失调、震颤	用药期间不宜饮酒；有依赖性，但较轻，长期应用后若停药需逐渐减量

续表

药品名称	药物分类	服用方法	适应证	禁忌证	常见不良反应	注意事项
安定	苯二氮䓬类、长效	5~10mg，睡前口服	主要用于焦虑、镇静催眠，还可用于癫痫和惊厥；还可缓解炎症引起的反射性肌肉痉挛等症状	孕妇、妊娠期妇女、新生儿	嗜睡、头昏、乏力等，大剂量可有共济失调、震颤	长期连续用药可产生依赖性和成瘾性，停药可能发生撤药症状，表现为激动或忧郁；急性或隐性发生闭角型青光眼可因本品的抗胆碱能效应而使病情加重；外科或长期卧床患者，咳嗽反射可受到抑制

续表

药品名称	药物分类	服用方法	适应证	禁忌证	常见不良反应	注意事项
佐匹克隆	非苯二氮䓬类	3.75~7.5mg，临睡前口服	用于各种失眠症，尤其适用于不能耐受饮晨残余作用的患者	对药物过敏、失代偿的呼吸功能不全、重症睡眠呼吸暂停综合征	偶见思睡、口苦、口干、肌无力、遗忘、醉态	服药期间应绝对禁止饮酒；连续用药时间不宜过长，突然停药可引起停药综合征
唑吡坦	非苯二氮䓬类	5~10mg，临睡前口服，每日剂量不可超过10mg	主要用于治疗偶发性、暂时性和慢性失眠症	对唑吡坦或本品任何一种成分过敏、严重呼吸功能不全、严重、急性或慢性肝功能不全（有肝性脑病风险）、肌无力	顺行性遗忘症、行为障碍、意识障碍、易怒、易激动、幻觉、梦游症等	对偶发性失眠（如旅行期间），治疗2~5天；对暂时性失眠（如烦恼期间），治疗2~3周

9. 有些药物会影响睡眠，如您近期出现睡眠问题，注意排查是否受以下药物影响

（1）抗菌药。部分抗菌药物会影响中枢神经系统，引起兴奋、失眠、头痛、多梦等中枢神经系统刺激症状，如青霉素类中的阿莫西林、哌拉西林等，头孢菌素类中的头孢呋辛、头孢丙烯等，大环内酯类中的阿奇霉素、克拉霉素等，喹诺酮类中的环丙沙星、左氧氟沙星、莫西沙星等。因此，如需应用以上药物，最好不要晚上入睡前服用。

（2）降压药。部分患者服用某些降压药物后会出现自主神经调节紊乱，这类药物有β受体阻滞剂，如普萘洛尔（心得安）、美托洛尔（倍他乐克）、卡维地洛等。对此类药耐受性差的患者服用后心率下降过快，易出现心慌、气短等，进而影响睡眠。中枢性降压药可乐定、甲基多巴等药物不仅可引起失眠，还可能会诱发抑郁综合征，造成严重失眠。此外降压药中常用的利尿剂，如呋塞米、螺内酯等，能引起夜间多尿，频繁起夜也会扰乱睡眠。

（3）抗心律失常药物。如普罗帕酮、索他洛尔等，在治疗心律失常的同时常可引起心动过缓、胸痛、心悸、晕厥、呼吸困难等，也可引起头晕、头痛、睡眠障碍，这些均会影响服用者的夜间睡眠质量。

（4）降脂药。调节血脂的药物特别是他汀类药物能显著降低发生心脑血管疾病的风险。研究发现，脂溶性他汀类药物如

辛伐他汀等容易透过血脑屏障，影响大脑，导致服用者出现失眠、睡眠质量下降等问题。

（5）糖皮质激素。如泼尼松、甲泼尼龙等，长期大剂量应用糖皮质激素会出现欣快、神经过敏、激动、失眠等精神症状。由于突然停用激素会出现严重的反应，因此，出现睡眠障碍时不应自行停药，应当咨询医生是否需要更改药量。

（6）感冒及平喘药物。咖啡因和茶碱能提高中枢神经系统的兴奋性，进而影响睡眠，而很多复方感冒药含有咖啡因成分，平喘药的有效成分多为茶碱类，如氨茶碱、多索茶碱、麻黄碱等。

（7）某些常用的抗抑郁药物。如帕罗西汀、氟西汀、丙米嗪等，会引起头痛、头晕、睡眠异常（如梦境反常、失眠）等，也会使情绪变得兴奋、躁狂、易怒，甚至出现精神错乱、人格障碍等，这些均会影响患者睡眠。

（8）治疗帕金森病的药物。司来吉兰和金刚烷胺等药物，也可以导致患者出现失眠。金刚烷胺下午4点给药，偶尔可引起失眠。服用左旋多巴也可出现失眠及抑郁综合征。

第五节 心理健康

1. 什么是心理健康

心理健康是指精神、活动正常，心理素质好，其理想状态是保持性格完美、智力正常、认知正确、情感适当、意志合理、态度积极、行为恰当、适应良好的状态。心理健康是一个动态过程，生活中人们随时会受到各种因素的影响，从而产生情绪变化，影响健康水平。但这个过程通常是可逆的，通过个体调节或者在外界的帮助下，一方面可以恢复健康，另一方面增加了适应能力。然而如果心理问题得不到及时校正，就有可能会发展成心理障碍。

2. 心理健康的标准是什么

美国心理学家马斯洛和米特尔曼在合著的《变态心理学》中提出 10 条心理健康标准：

（1）有足够的自我安全感。

（2）能充分地了解自己，并能对自己的能力作出适度的评价。

（3）生活理想切合实际。

（4）不脱离周围现实环境。

（5）能保持人格的完整与和谐。

（6）善于从经验中学习。

（7）能保持良好的人际关系。

（8）能适度地发泄情绪和控制情绪。

（9）在符合集体要求的前提下，能有限度地发挥个性。

（10）在不违背社会规范的前提下，能恰当地满足个人的基本要求。

如果经常处于这样的状态，那就是与自我、与他人、与世界都相处得非常和谐、愉悦。

3. 评估心理是否健康有哪些方法

（1）会谈法：医生与患者本人或家属进行会谈，内容包括患者的年龄及他对家庭成员的看法，从童年游戏到目前的职业，从婚姻状况到社交兴趣等，广泛的交谈是了解患者全面状况的重要途径。

（2）史料分析法：通过生活史评估患者目前的心理状况，切实把握与患者目前生活有重要联系的生活史事实。

（3）测验与实验法：这是进行心理评估的重要手段，也是应用最广泛的方法，特别是把几种有用的测验首尾相接地、有机地联系起来进行测试，对于迅速了解患者的心理状况是很有帮助的。测验和实验法可按其目的性分为以下几类：①认知能力类，包括各种智力测验和认知水平的测验；②情绪、情感类，包括以情绪反应为指标的测验，如控制联想、自由联想等；③意志品质与个性类，包括各种个性量表和兴趣爱好测验等。

（4）观察法：在现实活动中对患者作行为观察，并按等级量表给予评定，适合住院及疗养期间的患者，通常是在进行心理测验和谈话的同时观察其行为表现，看是否在回答和叙述某些问题时出现紧张或窘迫的表情与动作等。

（5）产品分析法：由于人的劳动产品，特别是脑力劳动的产品，其自身都融汇了人的精神属性和特点，所以客观地分析其作品可以洞察患者的内心世界，了解患者的情绪、愿望及他们对世界的理解等，这类方法中以绘画和书写分析最为常用。

4. 常见心理健康问题及主要表现有哪些

（1）抑郁障碍。包括情绪低落、愉快感缺乏、精神运动迟缓等情绪性症状，以及失眠、食欲下降、体重减轻等躯体性表现。其中，失眠是最常见症状之一，尤以早醒为特征。值得注意的是，典型的抑郁症都有较明显的持续性情感低落、思维缓慢等。

（2）焦虑障碍。主要是以焦虑情绪体验为主的特征，其主要表现为：无明确客观对象的紧张担心、坐立不安，还有自主神经功能失调症状，如心慌、手抖、出汗、尿频等，以及运动性不安。需要区分正常的焦虑情绪和病理性的焦虑障碍，如果焦虑严重程度与客观事实或处境明显不符，或持续时间过长，则属于疾病范畴的可能性大。

（3）惊恐障碍。是以反复出现显著的心慌、出汗、震颤等自主神经症状，伴以强烈的濒死感或失控感，害怕产生不幸后果的惊恐发作为特征的一种急性焦虑障碍。惊恐障碍的3个特征，即急性惊恐发作、预期焦虑、恐怖性回避。

（4）强迫障碍。其核心表现为强迫观念或强迫行为，或两者同时存在。强迫观念是指头脑中反复出现的、不需要的闯入性想法、怀疑、表象或冲动。患者常认为这些闯入性思维是不可理喻的或过分的，不仅与自己的价值观相违背，也令人痛苦，并试图抵制它们。强迫行为是重复的行为或者心理活动，继发于强迫观念，受其驱使而实施。大部分的强迫行为是非自愿的，但很少受到抵抗。强迫行为既可表现为某种可被觉察的外显性行为（如反复检查门是否锁好），也可表现为某种不被觉察的内隐性心理活动（如在心里重复某个特定的短语）。

5. 遇到心理健康问题怎么办

（1）树立正确的治疗观念。首先，发现自己可能有心理健康问题，要及时到专科就诊，避免延误病情。其次，诊断有心理健康问题后，要接受正规的心理治疗和药物治疗，不可讳疾忌医。最后，大部分精神障碍性疾病都是采取"药物治疗为主，心理治疗为辅"的方案，部分患者可能由于对药物不耐受而出现药物不良反应，不可拒绝服药或者随意减药停药，应向主诊医生及时反馈。

（2）心理问题主要治疗方法。①药物治疗，包括抗焦虑、抗抑郁、抗精神病药物等；②心理治疗，包括认知行为疗法、人际关系疗法、精神动力学等方法；③物理治疗，包括电休克治疗、多参数生物反馈治疗、针灸治疗、放松训练等。

（3）常见注意事项。①药物治疗期间，应戒烟、戒酒，减少咖啡、茶等刺激性饮品的摄入，避免影响药物疗效；②长期服用苯二氮䓬类药物可能产生精神依赖和躯体依赖，突然停药可能引起戒断症状，需逐渐减量；③心理疾病像高血压、糖尿病及其他慢性疾病一样，可以控制它的症状和发展，保证患者一定的生活质量，但不能根治，部分患者可能需要终身服药，以减少疾病的复发。

6. 如何保持良好的心理状态

（1）保持乐观的情绪。热爱生活，热爱自己的工作，善于在生活和工作中寻找乐趣。

（2）善于排除不良情绪。遇到不顺心的事，不要闷在心里，要善于把心中的烦恼或困惑及时讲出来，使消极情绪得以释放，从而保持愉悦心情。

（3）经常帮助别人。助人为乐是一种高尚美德，其作用不仅使被帮助者感受人间真情，解决一时之难，也使助人者感到助人后的快慰。经常帮助别人，就会使自己常处在一种良好的心境中。以宽容、信任、友爱等积极态度与人相处，会得到快乐的情绪体验。

（4）有广泛的爱好。如运动、旅游、音乐等，全身心地投入其中，享受乐趣，既能增长知识，又能广泛交友。在偶遇心境不佳时，这种兴趣活动也能起到化解作用。保持一颗童心，对任何事物都保持好奇，不论对知识更新，还是对身心健康都有好处。

（5）培养生活中的幽默感。除了严肃、正式的场合，在与同事、朋友乃至家人交往中，说话时适当地采用幽默语言，对活跃气氛、融洽关系都非常有益。

（6）学会协调自己与社会的关系。随着社会的发展，我们要经常调整自己的意识和行为，适应社会的变化，并不断学习，提高自己的适应能力，从而减少因此带来的困惑和压力。

（7）学习心理学知识。"学，然后知不足。"学习心理学知识，可使我们认识到心理现象的普遍性，正视心理问题，不遮掩、不回避，理性对待。同时，也可指导我们正确地认识客观现实，处理人际关系，调节和控制自己的情绪和行为。

第二章

常见慢病保健

第一节 冠心病

1. 什么是冠心病

冠心病是冠状动脉粥样硬化性心脏病的简称，冠状动脉是行走于心脏表面的血管，负责为心脏提供营养，当冠状动脉在粥样硬化病变基础上，出现管腔狭窄或闭塞，就会造成心肌缺血、缺氧甚至坏死，心脏功能受损，最终导致心脏疾病。通常好发于中老年人群，急性发作严重时可危及生命。

2. 冠心病都有哪些类型

一般根据发病特点和治疗原则的不同，将冠心病分为两大类：慢性冠状动脉病和急性冠脉综合征。其中慢性冠状动脉病包括隐匿性冠心病、稳定型心绞痛、缺血性心肌病等。急性冠脉综合征包括不稳定型心绞痛、非 ST 段抬高型心肌梗死和 ST 段抬高型心肌梗死。

3. 冠心病发作时有什么表现

以胸痛为主，多数在胸骨后，可波及心前区，可向左背部、左肩，甚至左上臂和左手放散，界限不很清楚，难以描述具体的位置。胸痛常为压迫、发闷或紧缩性，也可有烧灼感，但不像针刺或刀扎样锐性痛。发作前常有比较明确的诱因，如过度劳累、情绪激动、感染、液体负荷过重等。休息或含服硝酸甘油后，症状可以迅速缓解，持续时间 3 ~ 5 分钟，很少超过 15 分钟。胸痛剧烈，持续时间超过 30 分钟，反复含服硝酸甘油不能缓解，同时伴随濒死感、大汗、恶心、呕吐、血压下降、意识模糊，高度怀疑发生心肌梗死，可危及生命，需紧急就医治疗。心绞痛发作时可伴随情绪焦虑、烦躁、面色苍白、出冷汗等，血压、心率正常或略升高，病情严重者可伴随血压、心率下降。

特别需要注意的是，部分老年人、糖尿病患者症状不典型，常无疼痛的感觉，仅表现为轻度心前区不舒服、心慌、全身乏力等，甚至不影响日常活动，需特别警惕，遇到新出现的不舒服状况不可忽视。

4. 怎么确定自己患有冠心病

首先要知道冠状动脉造影是目前诊断冠心病的"金标准"，但不是所有人都需要做冠脉造影或者把冠脉造影作为首选。如果家中父母有心脏疾病，本人还有肥胖、吸烟、高血压等冠心病的危险因素，或者出现过胸口不舒服的情况，建议尽早到心内科专科就诊，明确诊断。

医生诊断冠心病主要通过典型症状、心电图及心脏超声等辅助检查和心肌损伤标志物检测。通过了解患者的性别、年龄、是否肥胖，有无吸烟、高血压、糖尿病等病史，典型的临床症状，心电图提示心肌缺血改变，超声心动图提示射血分数下降、室壁运动障碍，以及一项或多项心肌损伤标志物升高，基本可以确诊。若仍有疑问，可通过动态心电图、运动平板试验、心肌核素扫描、冠状动脉CT、冠状动脉造影等进一步明确。

5. 冠心病的治疗方式有哪些

冠心病治疗的目的是恢复冠状动脉供血与心肌氧耗之间的平衡，同时治疗和预防冠状动脉粥样硬化的发展。主要包括三部分：一般治疗、药物治疗和血运重建。

6. 冠心病的一般治疗方法包括哪些

严格标准地做好一般治疗，可减少冠心病急性发作，减少药物的剂量。一般治疗简单易行，且收益明显。首先，要避免各种诱发因素，如过度劳累、进食过饱、感染等；其次，改善生活方式，如戒烟限酒、低盐低脂饮食、适当体育锻炼、控制体重等，然后控制好冠心病的危险因素，如做好血压、血糖、血脂管理等；最后，如果既往做过支架或搭桥手术，要定期到专科进行心脏康复评估，制订心脏康复方案。

7. 冠心病的药物治疗方法包括哪些

冠心病离不开药物治疗。其目的是缓解症状，减少心绞痛的发作及防止心肌梗死；延缓冠状动脉粥样硬化病变的发展，并减少冠心病所致死亡。规范的药物治疗可以有效地降低冠心病患者的死亡率和减少再缺血事件的发生，并改善症状。

（1）缓解症状、改善缺血的药物：硝酸酯类、β受体阻滞剂、钙通道阻滞剂和其他（曲美他嗪、尼可地尔、伊伐布雷定等）。

（2）改善预后的药物：抗血小板药物、他汀类等降胆固醇药物、β受体阻滞剂和血管紧张素转化酶抑制剂（ACEI）或血管紧张素Ⅱ受体拮抗剂（ARB）等。

8. 病变严重者血运重建治疗的方式有哪些

主要包括经皮冠状动脉介入治疗（PCI）和冠状动脉旁路移植术（CABG）。目前，PCI已经成为冠心病的重要治疗手段，经皮肤穿刺动脉（股动脉或桡动脉），在X线下将特制的球囊、支架等器械输送到冠状动脉狭窄处，对狭窄或闭塞部位进行治疗，还可根据病变具体情况结合使用血栓抽吸术、旋磨术等。CABG 是一项用于替换梗阻的冠状动脉以改善心肌血供，缓解心绞痛，提高生活质量和减少冠心病死亡风险的手术，适用于3 支或多支血管弥漫性病变等严重病变的患者。

9. 冠心病自我保健要点有哪些

（1）戒烟。吸烟是冠心病的重要危险因素。吸烟对心血管系统的影响是长期持续的缓慢损害，可通过多种途径引起冠心病的发生。吸烟人群得冠心病的风险是不吸烟人群的 1.5～3 倍，被动吸烟也会增加冠心病的风险。因此，戒烟是重要环节。

（2）饮酒管理。多数研究结果得出饮酒对心血管系统是有害的，故建议不饮酒或控制饮酒。女性每天饮酒酒精量少于15g（约 50 度白酒 30mL），男性每日少于 25g（约 50 度白酒50mL）。

（3）避免诱发因素。常见的诱发因素包括过度用力、剧烈运动、情绪激动、疲劳、饱餐等，以上情况应避免。

（4）生活方式。生活有规律，保持乐观、愉快情绪，避免过度劳累和较大的情绪波动，劳逸结合，科学锻炼，控制好血压、血糖。

（5）心理健康。冠心病患者中部分合并有抑郁、焦虑、严重失眠等心理健康问题，建议及时发现，积极进行治疗。

10. 冠心病用药注意事项有哪些

冠心病患者的预防用药需长期使用，应严格遵医嘱，切不可自行增减剂量或停药。

（1）硝酸酯类药物。硝酸甘油和速效救心丸仅作为心绞痛急性发作时缓解症状用药，不适宜心绞痛的慢性长期治疗。硝酸甘油的储存需避光，保存温度应该低于20℃，有效期一般半年到一年，所以备有硝酸甘油时注意定期进行更换。

（2）抗血小板药物。阿司匹林为首选药物，最佳剂量范围为75～150mg/d（常用剂量为100mg/d）。阿司匹林的不良反应是对胃肠道的刺激，胃肠道溃疡患者要慎用，不能耐受阿司匹林的患者可改用氯吡格雷作为替代治疗，也可选择替格瑞洛、普拉格雷等。特别是支架术后的患者，应严格遵医嘱服用，以避免血栓形成。服用抗血小板药物要注意有无出血，如牙龈出血，表现为漱口或刷牙时出现血丝，有的清晨醒来后口中有血；皮肤黏膜出血，表现为青紫瘀斑；消化道出血，表现为血便或黑便；血尿，表现为尿液呈鲜红色或酱油色。如出现上述情况，应及时就医。

（3）β受体阻滞剂。常用药物有美托洛尔、阿替洛尔、比索洛尔和兼有α受体阻滞作用的卡维地洛等。既有抗心绞痛作用，又能预防心律失常。β受体阻滞剂的使用剂量应个体化，由较小剂量开始。此外，减量和停药时应遵医嘱进行，切不可自作主张，需警惕"撤药综合征"。

（4）钙通道阻滞剂。通过改善冠状动脉血流和减少心肌耗氧量发挥缓解心绞痛的作用，特别适合变异型心绞痛或以冠状动脉痉挛为主的心绞痛的治疗。地尔硫草和维拉帕米能减慢房室传导，常用于伴有心房颤动或心房扑动的心绞痛患者，但不宜用于已有严重心动过缓、高度房室传导阻滞和病态窦房结综合征的患者。

（5）血管紧张素转化酶抑制剂（ACEI）或血管紧张素Ⅱ受体拮抗剂（ARB）。适应证为稳定型心绞痛合并糖尿病、心力衰竭或左心室收缩功能不全的高危冠心病患者。常用 ACEI 类药物有依那普利、贝那普利、雷米普利、福辛普利等，如出现明显的干咳不良反应，可改用 ARB 类，包括缬沙坦、替米沙坦、厄贝沙坦、氯沙坦等。ACEI 在下列的情况下慎用：肾性高血压尤其是双侧肾血管病变或孤立肾伴肾动脉狭窄；原因未明的肾功能不全；重度血容量减少；重度主动脉、二尖瓣狭窄；限制性心包炎；重度充血性心力衰竭（NYHA 4 级）；服用非甾体抗炎药的肾功能不全者。

（6）降脂药。适用于所有冠心病患者，常用药物有他汀类，如瑞舒伐他汀、阿托伐他汀、普伐他汀、辛伐他汀、氟伐他汀等，依折麦布、PCSK9 抑制剂（如依洛尤单抗等）。他汀类药物能有效降低总胆固醇和低密度脂蛋白胆固醇（LDL-C）水平，减少心血管事件发生，还具有延缓斑块进展、稳定斑块和抗炎等有益作用。治疗目标应考虑将 LDL-C 降至 50%，LDL-C 目标为 < 1.4mmol/L。LDL-C 达标后不应停药或盲目减小剂量。

第二节 高血压

1. 什么是高血压

高血压是指血液在血管中流动时对血管壁造成的压力持续高于正常的情况。在我国，约每 3 位成人就有 1 位是高血压患者。

2. 高血压都有哪些类型

（1）高血压按病因可分为原发性高血压和继发性高血压。

（2）血压按血压水平可分为正常血压、正常高值和高血压。其中高血压又分为轻度、中度、重度。

3. 原发性高血压的发病原因包括哪些

高血压的确切病因不明被称为原发性高血压，占总高血压数量的 95% 以上，所以大多数人高血压病的来源是不明确的，但有一些诱因已经被研究证实，包括遗传因素、环境因素、高盐低钾膳食、肥胖、缺乏体力活动、过量饮酒、吸烟、高龄、长期精神紧张、空气污染、心理因素、个人因素和环境压力、精神刺激所致的激烈的情绪反应等。

4. 继发性高血压的发病原因包括哪些

继发性高血压指继发于其他疾病导致的高血压，高血压只是其他疾病的一个表现，如肾动脉狭窄、肾上腺腺瘤、肾衰竭、女性绝经后等，另外有一些药物，如女性避孕药、激素类、麻黄素等也可引起血压升高。

5. 高血压有什么表现

很多高血压患者早期多无症状，故高血压被称为"无声的杀手"。随着病情进展，可导致靶器官损害，引起脑（头痛、头晕常见，血压急骤升高可导致剧烈头痛、视力障碍、恶心、呕吐等）、心（心慌、乏力等）、肾（蛋白尿、血尿、氮质血症等）、眼（眼底出血、视物模糊等）功能受损。

6. 怎么确定自己是否患有高血压

未使用降压药的情况下，诊室血压为主，140/90mmHg 为界，非同日 3 次超标确诊；家庭自测血压，则诊断标准调整为 ≥ 135/85mmHg；若既往有高血压史且目前正在使用降压药，即使血压低于 140/90mmHg 也应诊断；动态血压诊断标准为 24 小时内平均血压 ≥ 130/80mmHg，白天 ≥ 135/85mmHg，夜间 ≥ 120/70mmHg。

因为血压受环境因素、情绪变化等影响较大，故测量血压时应特别注意 3 个要点：设备精准、安静放松、位置规范。设备方面，推荐选择经国际标准认证的上臂式医用电子血压计，且需定期校准（每年至少 1 次）。测量前 30 分钟禁止吸烟，禁止饮酒、茶或咖啡等，避免剧烈运动，排空膀胱，保持心绪平稳；安静休息至少 5 分钟；测量血压时，被测者应处于轻松、舒适、安静的环境下，嘱其取端坐位（坐在有靠背的椅子上），双脚平放于地面（禁止交叉），放松且身体保持不动，不说话。测量时，上臂中点与心脏处于同一水平上；袖带下缘应在肘窝上 2.5cm（约两横指）处，袖带松紧合适，可插入 1 ~ 2 指为宜。

 7. **高血压治疗的主要目的、原则及降压目标是什么**

（1）目的：降低心脑血管并发症的发生和死亡风险。

（2）原则：高血压的治疗原则是达标、平稳、综合管理。

（3）降压目标：一般高血压患者血压降至 140/90mmHg 以下；65 岁及以上老年人的收缩压应控制在 150mmHg 以下，如能耐受还可进一步降低；伴有肾脏疾病、糖尿病或病情稳定的冠心病患者宜个体化，一般可将血压降至 130/80mmHg 以下；

脑卒中后的高血压患者一般血压目标为 < 140/90mmHg。以上是目前医生工作中常用血压控制目标，近些年随着高血压预后的研究进展，降压目标有逐渐降低趋势。但整体而言，降压目标需要因人而异，建议到门诊由专科医生确定。

8. 高血压的药物治疗措施是什么

（1）治疗时机：高危、很高危或 3 级高血压患者，应立即开始药物治疗；确诊的 2 级高血压患者，应考虑开始药物治疗；1 级高血压患者可在生活方式干预数周后，血压仍 ≥ 140/90mmHg 时再开始降压药物治疗。

（2）基本原则：小剂量开始、优先选择长效制剂、联合应用和个体化。

（3）常用药物种类及特点

A．ACEI（血管紧张素转化酶抑制剂，如 ×× 普利）或 ARB（血管紧张素 Ⅱ 受体拮抗剂，如 ×× 沙坦），此两类降压药不得联用，同时注意高钾血症（尤其慢性肾脏病或与保钾 / 补钾合用时）；双侧重度肾动脉狭窄慎用；ACEI 血管神经性水肿禁用；妊娠禁用。

B．β 受体阻滞剂，如 ×× 洛尔。

C．CCB（钙通道阻滞剂，如 ×× 地平）。

D．利尿剂，如氢氯噻嗪、螺内酯等。

以上 A、B、C、D 是最常用的几类降压药物，对高血压患者启动药物治疗时，需制订个体化的治疗方案。

9. 高血压自我保健要点有哪些

（1）树立正确的治疗观念，认识到高血压是一种可控制但需终身治疗的疾病。

（2）生活方式干预：①减少钠盐摄入，增加钾盐摄入；②控制体重；③不吸烟；④限制饮酒；⑤体育运动；⑥减轻精神压力，保持心理平衡。"健康生活方式六部曲"——限盐减重多运动，戒烟戒酒心态平。

（3）遵医嘱用药。

10. 高血压用药注意事项有哪些

（1）不可自行停药。部分患者在用药后发现自己血压很长时间都处于比较平稳的状态，觉得自己的病已经好了，就擅自停药。这种观念是不对的，短暂的血压平稳只是用药所带来的效果，说明血压控制良好，并不代表疾病已经治愈，如果突然间停药，会使好不容易平稳的血压又发生波动，增加并发症的发生风险。正确做法是及时到医院就诊，由专科医生判断是否停药。

（2）不可频繁更换药物。部分患者看到广告介绍某某药效果好，或者听病友说他用哪个药效果好，然后频繁换药。这种做法是不科学的，因为每个人的情况是不同的，这个药对他效果好不一定就对你效果好，若认为降压效果不明显，需要调整剂量、更换药物或联用其他药物时，一定要咨询医师或药师，千万不可擅自决定。

（3）ACEI类即××普利，主要通过抑制血管紧张素转化酶，阻断肾素血管紧张素Ⅱ的生成，抑制缓激肽的降解来降压。优点是可降尿蛋白，延缓肾损害（保肾），是肾脏病和糖尿病患者的首选药物，对血尿酸、血脂、血糖的代谢有益处。不良反应可有干咳，一般无痰，无发热等表现；可能出现血钾升高；严重肾功能不全患者慎用，请谨遵医嘱。

（4）ARB类即××沙坦，主要通过阻断血管紧张素Ⅱ1型受体来降压。优点与ACEI类相似，不良反应可有头痛、心悸、消化不良等。

（5）β受体阻滞剂即××洛尔，主要通过抑制过度激活的交感神经活性、抑制心肌收缩力、减慢心率来降压，降压作用较弱。优点是减慢心率，减少心肌耗氧量，治疗心律失常，可降低心力衰竭的总体死亡率。对以舒张压（低压）高为主的高血压、焦虑症引起的高血压及精神因素占主导的高血压有较好的效果。不良反应可有疲乏、肢体冷感、肠胃不适、心率过慢。需注意，此类药物不可突然停药，需按医嘱逐渐减量直至停用。

（6）CCB类即××地平，主要通过阻断血管平滑肌细胞上的钙离子通道，直接扩张血管，降低心肌氧耗量而降压。优点是降压作用强、安全，慢性肾衰竭也可以使用，而且降压的同时对心脑等重要脏器有保护作用。不良反应可有心跳加快、面色潮红、头痛、脚踝部水肿、牙龈增生等。

（7）D类即利尿剂，如氢氯噻嗪、螺内酯、呋塞米等，主要通过排钠利尿、降低容量负荷来降压。优点是作用较缓，降压平稳，对高血压合并水肿、心衰者疗效更满意。不良反应可有双下肢无力、食欲差等。用此类药物时，需要特别注意钾、钠等电解质，特别是用于较为衰弱、吃饭菜很少、饮食过于清淡的老年人时，避免出现低血钠、低血钾的情况。

第三节 血脂异常

1. 什么是血脂异常

血脂异常是一种脂蛋白代谢异常的疾病，以致动脉粥样硬化和保护性脂质失衡为特征，是动脉粥样硬化性心血管疾病的主要危险因素之一，有效控制血脂是预防动脉粥样硬化性心血管疾病的重要措施。当前认为三酰甘油（TAG）、低密度脂蛋白胆固醇（LDL-C）会导致动脉粥样硬化，而高密度脂蛋白胆固醇（HDL-C）是人体保护性血脂。

2. 血脂异常都有哪些类型

血脂异常临床可分为高胆固醇血症（单纯胆固醇升高）、高三酰甘油血症（单纯三酰甘油升高）、混合性高脂血症（胆固醇、三酰甘油均升高）和低 HDL-C 血症（高密度脂蛋白胆固醇偏低）。

3. 血脂异常有什么表现

血脂异常本身没有症状，通常是在体检时发现，也有部分患者是在诊治心脑血管疾病或其他疾病时才得以确诊。少部分血脂异常患者可出现黄色瘤（一种异常的皮肤隆起，颜色为黄色、橙色或红棕色，形状为结节状，质地一般较软。最常见的是在眼部周围出现扁平的黄色瘤，表现为淡黄色的小皮疹，开始为米粒大小，略高出皮肤，严重时布满整个眼睑）、早发性角膜环、眼底改变等，发生率不高，多见于家族性高胆固醇血症患者。

4. 怎么确定自己出现血脂异常

（1）总胆固醇 ≥ 5.2mmol/L，即 > 200mg/dL。

（2）三酰甘油 ≥ 1.7mmol/L，即 > 200mg/dL。

（3）低密度脂蛋白胆固醇 ≥ 3.4mmol/L，即 > 130mg/dL。

（4）高密度脂蛋白胆固醇 < 1.0mmol/L，即 < 40mg/dL。

满足以上任何一条，即可诊断为血脂异常。

5. 血脂异常的降脂目标是什么

需要根据患者动脉粥样硬化性心血管疾病（ASCVD）危险

程度制订调脂目标，启动治疗及随访，控制伴存的危险因素，以降低 ASCVD 风险（图 2-1）。其中，LDL-C 为防控 ASCVD 的首要干预靶点，非 HDL-C 可作为次要干预靶点。《中国血脂管理指南（2023 年）》按照发生 ASCVD 危险的高低将人群分为低危、中危、高危（极高危、超高危）。

推荐 LDL-C 治疗的目标值：①超高危＜ 1.4mmol/L（55mg/dL）

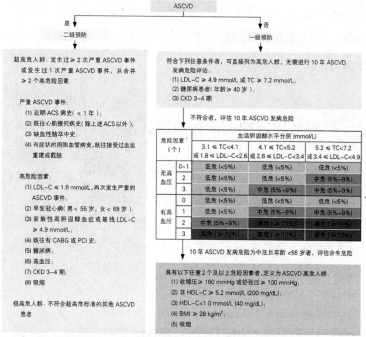

注：ASCVD：动脉粥样硬化性心血管疾病；ACS：急性冠脉综合征；LDL-C：低密度脂蛋白胆固醇；CABG：冠状动脉旁路移植术；PCI：经皮冠状动脉介入治疗；TC：总胆固醇；CKD：慢性肾脏病；HDL-C：高密度脂蛋白胆固醇；BMI：体重指数。1 mmHg=0.133 kPa。*：危险因素的水平均为平均水平。*：危险因素包括吸烟、低 HDL-C、年龄 ≥ 45/55 岁（男性 / 女性）。＜ 40 岁的糖尿病患者危险分层参见特殊人群糖尿病部分

图 2-1　ASCVD 发病风险评估流程图

且较基线降幅＞50%；②极高危＜1.8mmol/L（70mg/dL）且较基线降幅＞50%；③中、高危＜2.6mmol/L（100mg/dL）；④低危＜3.4mmol/L（130mg/dL）。

6. 血脂异常的降脂原则是什么

根据个体的 ASCVD 风险确定相应的 LDL-C 及非 HDL-C 目标值。健康的生活方式是降低 LDL-C 及非 HDL-C 的基础。降 LDL-C 治疗以中等剂量他汀类药物为初始治疗。他汀类药物治疗后 LDL-C 未达标时应考虑联合胆固醇吸收抑制剂和（或）PCSK9 抑制剂。他汀类药物治疗后 TAG 仍升高的高危ASCVD 患者可联合贝特类等药物。

7. 血脂异常的降脂药物有哪些

目前，我国临床常用的调脂药物主要包括他汀类、胆固醇吸收抑制剂、贝特类、PCSK9 抑制剂。

（1）他汀类：是目前降脂方案的首选药物，能够抑制胆固醇合成，适用于高胆固醇血症、混合性高脂血症和 ASCVD 患者，包括阿托伐他汀、瑞舒伐他汀、普伐他汀、辛伐他汀、血脂康等。不良反应可有肝功异常、横纹肌溶解等，首次使用需监测肝功。

（2）胆固醇吸收抑制剂：能够有效抑制肠道内胆固醇的

吸收，可用于高胆固醇血症和混合性高脂血症，可与他汀联用增强疗效或单独用于他汀不耐受的患者，主要包括依折麦布、海博麦布。不良反应可有肝功异常、腹痛、腹泻、胃肠胀气等。

（3）贝特类：通过激活过氧化物酶体增殖物激活受体 α（PPARα）和激活脂蛋白脂肪酶（LPL）降低血清 TAG 水平和升高 HDL-C 水平，主要包括非诺贝特、苯扎贝特、吉非贝齐。不良反应可有肝功异常、横纹肌溶解、粒细胞减少症等。

（4）PCSK9 抑制剂：是一类新型降脂药，可以选择性地与 PCSK9 结合，从而阻止 PCSK9 介导的低密度脂蛋白受体（LDLR）降解，清除血液中的 LDL-C，主要包括依洛尤单抗、阿利西尤单抗等。该药为注射剂，在腹部、大腿、上臂等处皮下注射，一般为每 2 周 1 次。不良反应可有局部红斑、瘀青及过敏反应等。

8. 血脂异常自我保健要点是什么

（1）低脂且均衡饮食。少吃肥肉、动物内脏、动物油、鱿鱼、蟹黄等含胆固醇高的食物，以谷类为主，多吃新鲜蔬菜水果，合理膳食。

（2）控制体重。维持健康体重（BMI $20.0 \sim 23.9 \text{kg/m}^2$）。

（3）身体活动。建议每周 5~7 天、每次 30 分钟中等强度身体活动。ASCVD 患者可行运动负荷试验评估安全性，作为参照指导身体活动。

（4）戒烟。避免吸烟及吸入二手烟。

（5）限酒。少量饮酒也可使高 TAG 血症患者 TAG 进一步升高，提倡限制饮酒。

9. 血脂异常用药注意事项有哪些

（1）他汀类药物除降血脂，还有稳定斑块和抗炎等作用，不能在血脂达标后自行停药。

（2）他汀类药物中阿托伐他汀和瑞舒伐他汀可以在每天任何时间段内服用 1 次，但辛伐他汀、普伐他汀、氟伐他汀建议晚上服用。

（3）首次使用他汀，应于 4~6 周复查血脂、肝功能、心肌酶谱等指标，根据降脂效果和有无不良反应确定后续降脂方案。

（4）服药期间如出现不明原因的肌痛或压痛，尤其是伴有全身不适或发热时，应立即就诊。

（5）贝特类药物若与他汀类药物联合使用，为避免相关不良反应，建议分时间服用，可早晨服用贝特类药物，晚上服用他汀类药物。

第四节 房颤

1. 什么是房颤

心房颤动简称房颤,是临床最常见的心律失常之一,本质为心房的电活动异常引起收缩功能异常。人的心脏有 2 个心房和 2 个心室,正常一次心跳依次是心房收缩—心室收缩—心房心室一起舒张,人们感觉到的心跳通常是心室的收缩。然而,房颤时,心房表现为无规律地颤动,不能正常收缩和舒张,引起心室收缩和舒张节律异常,心跳不整齐。

2. 房颤有什么危害

房颤导致心房失去有效的收缩功能,增加死亡、缺血性脑卒中、心衰、痴呆等的发病风险。《2020 年欧洲心脏病学会房颤管理指南》指出,房颤患者较健康人群增加 1.5 ~ 3.5 倍死亡风险。缺血性脑卒中是房颤最为严重的后果之一,研究表明,20% ~ 30% 的缺血性脑卒中与房颤相关,10% 的不明原因脑卒中是由房颤所致。此外,20% ~ 30% 的房颤患者最终将进展为心力衰竭。房颤患者的痴呆风险较无房颤人群增加 2

倍。研究显示，超过 60% 的房颤患者生活质量受到影响，而每年住院率的 10%～40% 与房颤相关，给家庭和社会带来沉重负担。

3. 房颤都有哪些类型

（1）阵发性房颤：房颤发作 7 天内自行终止或通过干预后终止。

（2）持续性房颤：房颤持续≥7 天，一般不能自行转为窦性心律。

（3）长程持续性房颤：房颤持续≥1 年，节律控制策略可以维持窦性心律。

（4）永久性房颤：经药物、电治疗后不能转为窦性或 24 小时内又复发为房颤或无转复可能。

4. 房颤有什么表现

房颤患者的临床表现多样，常见的有心悸、乏力、胸闷等不适，也可以无任何症状。

（1）心悸、乏力、胸闷、运动耐量下降：房颤最常见的临床症状是房颤导致心功能下降。

（2）心衰、心绞痛：因房颤患者心排出量可下降至少 15%，常可诱发和加重心衰患者的心衰症状、冠心病患者的心绞痛等。

（3）黑矇、晕厥：房颤的反复发作和终止引起心室停搏可导致脑供血不足而发生黑矇、晕厥。

（4）栓塞、卒中：房颤并发左心房附壁血栓易引起动脉栓塞，其中脑栓塞最常见，是致残和致死的重要原因。瓣膜性心脏病合并房颤的患者，其脑栓塞的风险高出正常人 17 倍，非瓣膜性心脏病合并房颤的患者高出 5 倍。

（5）入睡困难、心理困扰：房颤导致的心悸、胸闷等症状也会引起入睡困难和心理困扰。

5. 医生如何诊断房颤

房颤可通过心电图检查诊断。房颤心电图表现为 P 波消失，代之以快速而不规律的心房波（f 波），频率在 350～700 次 / 分，在Ⅱ、Ⅲ、aVF 导联和 V1 导联明显。

6. 怎么确定自己患有房颤

《房颤目前的认识和治疗建议（2021）》推荐，应针对高龄、心衰、肥胖、高血压、糖尿病、阻塞性睡眠呼吸暂停综合征或结构性心脏病、接受过心脏手术、隐源性卒中 / 短暂性脑缺血发作、遗传性心律失常患者和特殊职业人群（职业运动员）等房颤高危人群开展筛查。

通过摸脉搏自查。健康人在休息状态下，心脏每分钟的跳动次数为 60～100 次，心脏的每一次跳动都会转化为脉搏的一次搏动。绝大多数情况下，每分钟的脉搏跳动次数就是每分钟心脏跳动的次数。房颤发作时，脉搏一般有两个特点：一是跳动次数增快，每分钟高于 100 次；二是跳动次数很不整齐。如果自己摸脉搏时发现异常，应尽早到医院就诊，完成相应检查。

通过智能手机 App 筛查。目前有很多智能手机 App、可穿戴设备（如手表、手环等）能够远程监测心率，具有较高的灵敏度和特异性。当自己属于高危人群或者怀疑自己有房颤时，也可通过智能手机 App 进行自查。

7. 房颤如何治疗

对于房颤患者，《2020 年欧洲心脏病学会房颤管理指南》推荐应首先进行 4S（stroke、symptom severity、severity of AF burden、substrate severity）评估，包括卒中风险（CHA2DS2-VASc 评分、HAS-BLED 评分）、症状严重程度（EHRA 评分）、心房颤动负荷（监测期内房颤总时间）和心房颤动基质（房颤复发风险评分、HATCH 评分、影像学检查等），以便全面掌握房颤特征，帮助制订治疗决策，推动房颤患者的优化管理。

最新房颤管理指南将房颤的治疗策略总结为"ABC 途径"。"A"指抗凝/避免卒中，通过口服抗凝药物（如华法林、达比加群酯、利伐沙班、阿哌沙班、艾多沙班）或导管介入手术封堵左心耳、外科手术切除左心耳来实现。

对所有房颤患者应用 CHA2DS2-VASc 进行血栓栓塞风险评估（≥ 2 分的男性或 ≥ 3 分的女性患者均应接受口服抗凝治疗），应用 HAS-BLED 评分进行出血危险因素评估。

新型口服抗凝药是房颤患者的首选，主要包括达比加群酯、利伐沙班、阿哌沙班、艾多沙班。华法林适用于合并机械瓣膜置换术或中、重度二尖瓣狭窄患者，应密切监测国际标准化比值（INR），并尽可能使 INR 保持在 2.0 ~ 3.0，目标范围内时间（TTR）≥ 70%。导管手术封堵左心耳：可用于卒中风险增加、存在长期抗凝禁忌证的房颤患者，如既往有危及生命的出血但无可纠正的出血因素。

"B"指更佳的症状控制，包括心室率控制和节律控制。心室率控制是指服用药物（倍他乐克、胺碘酮等）或采用房室结消融 + 起搏器植入的方法将心室率控制在 110 次 / 分以内。正常人的心脏节律为窦性心律，房颤患者的节律控制顾名思义就是把房颤心律转为窦性心律，可以采用的方法有药物复律、电复律、导管消融手术、外科手术和杂交消融手术。

电复律就是我们常说的除颤，是血流动力学不稳定房颤和预激综合征旁路前传伴快速心室率房颤的首选，也可用于有症状的持续性或长程持续性房颤。药物复律主要包括普罗帕酮、胺碘酮、伊布利特、多非利特等，可通过减慢传导速度及（或）延长有效不应期以终止折返激动达到复律目的。导管消融手术可作为预防心房颤动复发、改善阵发性心房颤动患者症状的一线治疗方案，推荐接受抗心律失常药物治疗后房颤复发且有症状的患者接受导管消融治疗。对于药物治疗无效和（或）经导管多次消融失败的长程持续性房颤、左心房内径≥ 50mm 者，建议行微创外科手术。

"C"指伴发疾病 / 心血管风险因素管理。研究表明，冠心病、瓣膜性心脏病、高血压、糖尿病、阻塞性睡眠呼吸暂停等疾病以及肥胖、吸烟、饮酒、缺乏活动等利于房颤的发生和维持，因此，对并发症和危险因素的管理亦相当重要。

8. 房颤自我保健要点有哪些

（1）健康饮食。目前尚无针对房颤的饮食建议，主要参照《中国心血管病一级预防指南》，建议注重食物多样化，并注意能量平衡。推荐每日摄入大米、小麦、玉米、马铃薯等谷薯类食物 250 ~ 400g，蔬菜 300 ~ 500g，水果 200 ~ 350g，鱼、禽、瘦肉 120 ~ 200g，鸡蛋 1 个，奶类 300g。此外，还需注意控制钠盐摄入，包括食盐、酱油及酱制品等。如果是服用华法林进行抗凝，需特别注意饮食，避免食用大蒜、葡萄柚、杧果、生姜、旱芹等，因为它们能增强华法林的抗凝作用，增加出血风险。

（2）控制体重。肥胖增加房颤患病风险，且与房颤的进展密切相关。最新的房颤管理指南推荐，房颤患者应控制体重使 BMI < 24kg/m^2。

（3）戒酒。饮酒增加房颤的发生风险，并且会增加抗凝过程中出血的发生风险，长期大量酒精摄入可使血栓事件和死亡发生率增加。此外，饮酒还增加首次导管消融术后房颤复发的风险。故建议房颤患者戒酒。

（4）咖啡和茶。咖啡并未增加房颤的发生风险，适当饮用咖啡可减少房颤的发生，但会增加与房颤无关的症状，如心悸等。因此，如习惯饮用咖啡的房颤患者无须刻意减少咖啡饮用。茶叶里面含有咖啡因和茶碱，能引起早搏、窦性心动过速等，如果患者为持续性房颤，喝茶不会有太大影响，如患者为阵发性房颤，建议避免喝浓茶。

（5）戒烟。吸烟增加房颤发生风险，建议戒烟。

（6）充足睡眠和稳定情绪。失眠增加房颤发生风险。房颤可导致焦虑和抑郁情绪，然而有研究显示焦虑和抑郁同样增加房颤发生风险及房颤导管消融术后复发的风险。推荐保证每日6~8小时的睡眠，保持良好的心态，避免情绪剧烈波动。

（7）适当运动。运动员房颤发生率高于正常人群，而缺乏运动的房颤发生风险亦显著增加，因此，建议房颤患者保持中等强度运动，如瑜伽、太极、走路或短距离慢跑等运动方式，避免竞技性、过度耐力运动（如马拉松等）。

9. 房颤用药注意事项有哪些

（1）抗凝药的不良反应。利伐沙班的不良反应主要为出血、恶心、转氨酶升高，表现为虚弱、无力、苍白、头晕、头痛或不明原因肿胀；达比加群酯的不良反应主要为出血、转氨酶升高、胃肠道反应、贫血、血红蛋白减少、血小板减少、过敏反应等；华法林主要不良反应为出血，可有瘀斑、紫癜、牙龈出血、鼻出血、伤口出血经久不愈、月经过多等，用药期间需要监测凝血酶原时间（PT）和国际标准化比值（INR），控制 INR 在目标范围内，并严密观察有无自发出血。

（2）控制心率药物的不良反应。美托洛尔主要不良反应为心动过缓、心脏传导阻滞、心力衰竭、低血压、皮肤瘙痒、胃肠道反应、头晕、乏力、抑郁等；地高辛主要不良反应为心律失常、食欲减退、恶心、呕吐、下腹痛、无力，少见视物模糊或"色视"（当观看一个白色目标，会觉得看到的不是白色而是带有某种色彩，有红视、黄视、白视、蓝视、绿视、紫视等）、腹泻、抑郁；胺碘酮主要不良反应为角膜微沉积、甲状腺激素水平异常、睡眠障碍、头痛、梦魇、感觉运动或混合型外周神经病变、转氨酶升高、凝血异常、胃肠道异常（恶心、呕吐、厌食和便秘）、乏力、震颤、不自主运动、步态异常共济失调或其他锥体外系症状，弥漫性间质性肺炎或肺泡性肺病和闭塞性细支气管炎伴机化性肺炎。

（3）用抗凝药期间注意监测。抗凝不达标容易形成血栓，抗凝过度增加出血风险，故需做好监测，当发生呕血、鲜血、柏油样大便、牙龈出血、痰中带血、紫癜、胸痛、骨盆痛、头痛、眩晕时，应立即停药，与医生联系。

（4）使用华法林抗凝需注意食物和药物的影响。影响华法林的食物主要包括大蒜、木瓜、鳄梨、椰菜、芽菜、包心菜、油菜籽油、合掌瓜、虾夷葱、芫荽籽、黄瓜皮（脱皮黄瓜不是）、苣荬菜、芥蓝叶、奇异果、莴苣叶、薄荷叶、绿芥菜、橄榄油、荷兰芹、豆、开心果、紫薰衣水草、菠菜叶、洋葱、黄豆、黄豆油、茶叶、芜菁或水芹等，应引起注意。

10. 老年人为什么容易得房颤

任何年龄段的人都可能得房颤，但随着年龄的增长，房颤的发病率会越来越高，75 岁以上人群房颤的发病率可达 10%，而 80 岁以上的老年人高达 35%。老年人容易房颤的主要原因有 3 个方面：一是心脏结构和功能的改变，包括窦房结老化及功能下降，心肌纤维化加重，心脏自主神经功能改变等；二是老年人多患有高血压、冠心病、退行性瓣膜病、风湿性心脏病、糖尿病等疾病，利于房颤的发生和维持；三是不良的生活方式，如不当的饮食习惯、大量饮酒、情绪激动等也可引发房颤。

11. 老年人如何预防房颤

首先，要保持健康的生活方式。平时养成规律的生活作息，减少熬夜，保证充足的睡眠。每周 150 分钟中等强度体力活动，如慢跑、快走、游泳、上楼梯、保健操、太极拳等，并注意规律锻炼，重在长期坚持。饮食清淡，低盐低脂，注意食物多样性。

其次，要保持良好的心态。因为人在精神紧张时体内交感神经会兴奋，容易诱发房颤。研究表明，不良情绪（愤怒、压力、急躁、焦虑）使房颤发作风险升高 3~6 倍。保持良好心态和愉悦的心境是房颤预防中最基本的方式。

最后，积极控制危险因素及相关疾病。戒烟，吸烟促进动脉粥样硬化、内皮功能障碍和血栓前状态，大幅增加房颤风险。限酒，建议每日摄入酒精量男性 < 25g，女性 < 15g，实际摄入酒精量的计算方法为：酒瓶标注的酒精含量（%v/v）× 饮用的毫升数 $/100 \times 0.8$。控制体重，使 BMI < 28kg/m^2。积极治疗高血压、糖尿病、冠心病、甲亢等基础疾病，按医嘱用药，做好血压、血糖管理，延缓心脏结构和功能改变。如果患有睡眠呼吸暂停综合征，应积极接受治疗。研究显示，对睡眠呼吸暂停综合征的阵发性房颤患者采用持续气道正压通气治疗，可减少房颤再发。

第五节 老年退行性瓣膜病

1. 什么是老年退行性瓣膜病

老年退行性瓣膜病又称老年钙化性心脏瓣膜病或老年性心瓣膜病，是指随着年龄的增长，心脏瓣膜结缔组织发生退行性变化及纤维化，使瓣膜增厚、变硬、变形及钙盐沉积，引起瓣膜狭窄和（或）关闭不全，可引发心脏血流动力学改变，导致心律失常、心肌梗死和心力衰竭。我国老年人主要累及的瓣膜是主动脉瓣和二尖瓣。

2. 老年退行性瓣膜病都有哪些类型

（1）主动脉瓣钙化。病变主要集中在瓣膜主动脉侧内膜下，也可累及心脏传导系统。

（2）二尖瓣环钙化。病变主要累及：①二尖瓣环；②二尖瓣后叶心室面的瓣膜下区域和邻近的心室壁；③钙化可延伸到左心房、左心室和二尖瓣孔周围形成僵硬的支架，限制后瓣活动；④钙化还可累及传导系统。

3. 老年退行性瓣膜病有什么表现

起病隐匿，病程进展缓慢，早期轻度瓣膜狭窄及关闭不全多不严重，多数患者无不适感觉，部分患者可有胸闷、心悸、乏力、劳力性气短、活动受限及头晕、头痛等脑供血不足的表现。后期由于瓣膜功能不全引起血流动力学改变可引发心绞痛、充血性心力衰竭、心律失常、晕厥，甚至猝死，患者一旦出现相关临床表现则表明病情已较严重。

4. 怎么确定自己是否患有老年退行性瓣膜病

目前，该病的诊断尚缺乏统一标准，但患者临床症状和体征能为该病的诊断提供诸多信息。患者早期常无症状，多由检查时发现，随着患者的年龄增长，部分可出现胸闷、乏力、心悸及劳力性气短等症状。随着患者病情恶化，出现心绞痛、心律失常等临床症状，甚至引发猝死；体检能听到心脏反流性和喷射性杂音。超声心动图可见瓣膜增厚，回声增强，瓣叶开放幅度减小和瓣膜游离缘极少受累，影像学检查显示瓣环和瓣膜有钙化阴影，排除先天性、风湿性等心瓣膜病及感染性心内膜炎、乳头肌功能不全等瓣膜损害，综合患者的临床症状即可诊断。

5. 老年退行性瓣膜病如何治疗

早期无症状，无须特殊处理，以定期随访、动态观察病情为主。

（1）药物治疗。目前尚无有效药物可逆转该病。当出现临床症状，及时给予对症支持治疗，如出现心力衰竭时可给予利尿、强心、扩血管治疗，出现心律失常者进行相关抗心律失常药物治疗等。注意预防、及时发现感染性心内膜炎。

（2）外科治疗。对于有临床症状及极重度的患者，外科手术是目前主要的治疗手段。手术方式主要包括瓣膜成形术及瓣膜置换术。目前，国内临床上广泛使用的人工瓣膜主要有机械瓣和生物瓣，机械瓣膜耐久性好，但血栓风险高，患者必须终身进行抗凝治疗；生物瓣膜具有良好的生物相容性，没有上述问题，且血流动力学性能较好，但生物瓣膜存在易钙化、破损撕裂等问题，缩短了使用寿命。因此，瓣膜的一般选用原则为：老年患者，伴有肺部疾病、冠心病、肾功能减退、射血分数 < 40%，预期寿命 < 10 年，没有抗凝治疗条件的患者或有出血倾向者多选用生物瓣。而 60 岁以下的年轻患者，具有较好的医疗条件可保证有效抗凝治疗的患者，则选用机械瓣。

（3）介入治疗。随着新技术、新材料的研究，二尖瓣、三尖瓣、主动脉瓣的介入治疗得到迅速发展，可在介入下行瓣膜成形术和置换术。手术无须开胸，因而创伤小、术后恢复快，特别适合高龄、心功能差等无法耐受外科手术的患者。

（4）组织工程和干细胞治疗技术。目前尚处于研究阶段，临床应用还有待探索。

6. 老年退行性瓣膜病自我保健要点有哪些

吸烟、肥胖患者须戒烟、减轻体重，合并高血压、冠心病、高脂血症、糖尿病的患者，应该积极治疗基础疾病。

（1）尽早发现。病史、体格检查、超声心动图、心电图是初期评估发现与确诊的重要内容，尽早发现问题有利于科学施治、规范诊疗。

（2）症状轻者需规律随访。随访的目的是防止严重心脏瓣膜病导致的不可逆后果，主要是对心室和肺循环的影响，这些影响在无症状下也可以发生。因此，至少每年1次的临床症状和体格检查是必要的。二维和多普勒超声心动图复查频率取决于瓣膜病变的类型、严重程度、进展速度及对心室功能的影响。除常规定期随访，当症状出现或体征改变时应当复查超声心动图。

（3）心脏危险因素的控制。包括高血压、高脂血症、糖尿病等，这些危险因素的控制对心脏瓣膜病患者同样重要。

（4）对心脏健康的生活方式。包括运动、健康饮食、戒烟限酒、保持正常体重等。规律适宜的有氧运动，有助于心脏健康。虽然抗阻训练会增加左心室后负荷，但可以用少量自由重量或重复的孤立肌肉的阻力训练强化单个肌肉。

（5）建议按照标准接种流感和肺炎球菌疫苗。

7. 老年退行性瓣膜病用药注意事项有哪些

疾病早期多无症状，不需要特殊的药物治疗。心脏瓣膜病后期多出现左心室收缩功能障碍，常需要服用利尿剂、血管紧张素转化酶抑制剂、血管紧张素Ⅱ受体阻滞剂、β受体阻滞剂、醛固酮拮抗剂和沙库巴曲缬沙坦等药物，甚至接受双心室起搏等治疗。其中，科学规范的药物治疗非常重要，注意规律用药、精准施治、及时调整、定期复查。

第六节 慢性阻塞性肺疾病

1. 什么是慢性阻塞性肺疾病

慢性阻塞性肺疾病（COPD），简称慢阻肺，是一种常见的、可预防和治疗的慢性气道疾病，其特征是持续存在的气流受限和相应的呼吸系统症状。其病理学改变主要是气道和（或）肺泡异常，通常与显著暴露于有害颗粒或气体相关。多在中老年发病，好发于秋冬寒冷季节。

2. 慢性阻塞性肺疾病都有哪些类型

慢性阻塞性肺疾病可以分为稳定期和急性加重期。稳定期呼吸道症状稳定或轻微，急性加重期呼吸道症状较重，常伴有发热等。稳定期与急性加重期阶段治疗目的、用药与管理是不同的，后面会详细介绍。

3. 慢性阻塞性肺疾病有什么表现

主要症状是慢性咳嗽、咳痰和呼吸困难。早期可没有明显症状，而后出现咳嗽、咳痰，后期则以呼吸困难为主要表现。慢性咳嗽迁延多年，以晨起和夜间阵咳为主。咳痰常为白色黏液浆液性，多于早晨起床时咳出，急性加重期痰液可变为黏液脓性而不易咳出。气短或呼吸困难，早期仅在劳力时出现，后逐渐加重，以致日常活动甚至休息时也可出现，其中活动后呼吸困难是慢性阻塞性肺疾病的标志性症状。部分患者有明显的胸闷和喘息，常见于重症或急性加重期患者。

4. 怎么确定自己患有慢性阻塞性肺疾病

年龄在 40 岁以上，有慢性咳嗽或咳痰、呼吸困难、反复下呼吸道感染史和（或）有慢阻肺危险因素暴露史的患者，临床上应该考虑慢阻肺诊断的可能性。慢阻肺的诊断主要依据危险因素暴露史、症状、体征及肺功能检查等临床资料，并排除可引起类似症状和持续气流受限的其他疾病，综合分析确定。肺功能检查是确诊慢阻肺的必备条件。如给予支气管扩张药后第一秒用力呼气容积（FEV1）/ 用力肺活量（FVC）< 70%，可确定存在持续气流受限，即诊断慢性阻塞性肺疾病。

5. 慢性阻塞性肺疾病如何进行病情评估

医生需要对患者进行全方位的评估，确定气流受限程度、疾病对健康状况的影响、远期不良风险（如急性加重、住院或死亡），从而指导后续治疗。

（1）症状评估：可采用改良版英国医学研究委员会（mMRC）呼吸困难问卷对呼吸困难严重程度进行评估，或采用慢阻肺患者自我评估测试（CAT）进行综合症状评估。

（2）肺功能评估：可使用 GOLD 分级，按照气流受限严重程度进行肺功能评估，可分为 1～4 级。

（3）急性加重风险评估：慢阻肺急性加重可分为轻度（仅需要短效支气管扩张剂治疗）、中度［使用短效支气管扩张剂并加用抗生素和（或）口服糖皮质激素治疗］和重度（需要住院或急诊、重症监护室治疗）。

（4）稳定期慢阻肺综合评估与分组。

（5）慢阻肺并发症的评估。

6. 慢性阻塞性肺疾病稳定期的管理措施包括哪些

稳定期的目标是减轻呼吸系统症状、改善运动耐量和健康状况及降低未来风险，包括防止疾病进展、防治急性加重及减少病死率。

（1）疾病知识教育：包括戒烟宣教、慢阻肺的病理生理及临床基础知识、长期规律使用药物的重要性、吸入药物和吸入装置的正确使用、缓解呼吸困难的技巧、了解需要到医院就诊的时机、呼吸康复的相关知识、急性加重的处理方式、终末期慢阻肺的伦理问题。

（2）危险因素管理：戒烟及烟草依赖的治疗、控制职业性或环境污染。

（3）药物治疗。

 7. 慢性阻塞性肺疾病稳定期的药物治疗包括哪些

（1）支气管扩张剂：是慢阻肺的基础一线治疗药物，通过松弛气道平滑肌扩张支气管，改善气流受限，从而减轻慢阻肺的症状，包括缓解气促、增加运动耐力、改善肺功能和降低急性加重风险。与口服药物相比，吸入制剂的疗效和安全性更优，因此多首选吸入治疗。包括 β2 受体激动剂、抗胆碱能药物、茶碱类药物。

（2）吸入糖皮质激素：不推荐稳定期慢阻肺患者单一使用吸入用糖皮质激素治疗。

（3）联合治疗：不同作用机制的支气管扩张剂联合治疗优于单一支气管扩张剂治疗。使用三联治疗的患者能获得更好的疗效，并显著降低患者病死率。

（4）磷酸二酯酶 -4（PDE-4）抑制剂：目前，应用于临床的罗氟司特在亚洲人群中耐受性良好，可改善 FEV1 和肺功能。

（5）其他：祛痰药及抗氧化剂、免疫调节剂、中医治疗、α-1 抗胰蛋白酶强化治疗。

8. 慢性阻塞性肺疾病稳定期的非药物干预措施有哪些

（1）呼吸康复治疗：目的是改善慢性呼吸疾病患者的生理及心理状况，并促进健康行为的长期保持。呼吸康复的核心内容是规律的运动训练。

（2）氧疗：慢性呼吸衰竭的患者进行长期氧疗可以提高静息状态下严重低氧血症患者的生存率，对血流动力学、血液学特征、运动能力、肺生理和精神状态都会产生有益的影响。

（3）家庭无创通气：对于存在严重二氧化碳潴留（$PaCO_2 \geqslant 52mmHg$，$pH > 7.30$）的重度或极重度慢阻肺患者，家庭无创正压通气（hNPPV）可以改善症状、降低住院需求和病死率；尤其适合合并阻塞性睡眠呼吸暂停的患者。

（4）疫苗接种：疫苗接种是预防相应病原体感染的有效治疗手段。对于大于 65 岁的慢阻肺患者，推荐每年接种流感疫苗和每 5 年接种肺炎链球菌疫苗。

（5）介入治疗：支气管内活瓣植入肺减容术。

（6）外科干预：包括肺移植和外科肺减容术。

（7）姑息治疗和终末期管理。

9. 慢性阻塞性肺疾病急性加重期如何管理

慢性阻塞性肺疾病急性加重是指患者呼吸道症状急性恶

化，导致需要额外治疗。上呼吸道和气管、支气管感染，吸烟、空气污染、吸入变应原、气温变化等理化因素以及稳定期治疗不规范或中断均可导致急性加重。

（1）目标：最小化本次急性加重的影响，预防再次急性加重的发生。

（2）治疗场所的选择和分级诊疗原则：根据慢阻肺急性加重和并发症的严重程度，可选择在门诊或住院治疗。若病情危及生命需尽快收住重症监护室。急诊处理时，应首先治疗低氧血症，并尽快评估本次加重是否危及生命而决定后续治疗场所。

（3）药物治疗：主要包括支气管扩张剂、抗菌药物、糖皮质激素（中重度慢阻肺急性加重患者，全身使用糖皮质激素可缩短康复及住院时间）。

（4）其他治疗、并发症的防治处理，如心衰、心律失常、肺栓塞等。

（5）呼吸支持：包括控制性氧疗、经鼻高流量湿化氧疗、无创机械通气（目前慢阻肺急性加重合并Ⅱ型呼吸衰竭患者首选）、有创通气。

10. 慢性阻塞性肺疾病自我保健要点有哪些

（1）避免或防止吸入粉尘、烟雾及有害气体，出门可佩戴口罩，有条件的患者室内可使用空气净化器。

（2）戒烟是影响慢性阻塞性肺疾病自然病程的最有力的干

预措施，吸烟者应戒烟，不吸烟者应注意避免二手烟。

（3）平衡膳食。若存在营养不良，应注意加强营养，多食用蔬菜和水果，适量食用高蛋白食物。

（4）保持适当体重。肥胖患者要减重。

（5）根据病情制订适当的运动计划（运动处方），如散步、慢跑、游泳、爬楼梯、打太极拳等，也可通过做深慢腹式阻力呼吸功能锻炼、唱歌、吹口哨、吹笛子等锻炼呼吸功能。

（6）适当进行耐寒训练，如冷水洗脸、游泳等。

（7）对于病情较重者，可长期做家庭氧疗。

（8）按要求接种流感疫苗、肺炎链球菌疫苗，可降低下呼吸道感染的发生率。

11. 慢性阻塞性肺疾病用药注意事项有哪些

（1）慢性阻塞性肺疾病稳定期应严格遵医嘱用药，切不可自行停药或者随意换药。

（2）吸入用药要规范，如应严格按照药品说明书用力吸入，吸入激素类药物后要及时漱口，注意口腔卫生，防止真菌感染。

（3）雾化前1小时禁食，开始雾化前应漱口；用药时应当采取坐位或半卧位，避免仰卧位；雾化溶液开封后应立即使用，雾化装置应当专人专用，避免交叉感染；用后注意保持清洁、干燥。

第七节 支气管哮喘

1. 什么是支气管哮喘

支气管哮喘是一种以慢性气道炎症为特征的异质性疾病，表现为反复发作的喘息、气急、胸闷或咳嗽等，常在夜间及凌晨发作或加重，多数患者可自行缓解或经治疗后缓解，同时伴有可变的气流受限和气道高反应性，随着病程的延长可导致一系列气道结构的改变，即气道重塑。

2. 支气管哮喘怎么分期

（1）急性发作期：多由接触变应原、刺激物或呼吸道感染诱发。表现为突然发生喘息、气促、咳嗽、胸闷等症状，或原有症状加重，以呼气流量降低为其特征。

（2）慢性持续期：每周均不同频度或不同程度地出现喘息、气促、胸闷、咳嗽等症状。

（3）临床控制期：未出现喘息、气促、胸闷、咳嗽等症状4周以上，1年内无急性发作，检查肺功能正常。

3. 支气管哮喘发作时有什么表现

典型表现为发作性伴有哮鸣音的呼气性呼吸困难，多与接触过敏原、冷空气、物理、化学性刺激以及上呼吸道感染、运动等有关。可在数分钟内发作，并持续数小时至数天，经支气管扩张剂治疗可缓解或自行缓解。夜间及凌晨发作或加重是哮喘的重要临床特征。发作时典型的体征是双肺可闻及广泛的哮鸣音，呼气音延长。

4. 怎么确定自己患有支气管哮喘

支气管哮喘一般根据发作时典型临床表现、体征和肺功能结果可诊断。

（1）反复发作喘息、气急，伴或不伴胸闷或咳嗽，夜间及晨间多发，常与接触过敏原、冷空气、物理、化学性刺激及上呼吸道感染、运动等有关。

（2）发作时双肺可闻及散在或弥漫性，以呼气相为主的哮鸣音。

（3）上述症状和体征可经治疗缓解或自行缓解。

（4）可变气流受限的客观检查：①支气管舒张试验阳性：吸入支气管扩张剂后，FEV1 增加 > 12%，且 FEV1 绝对值增加 > 200mL；②支气管激发试验阳性；③呼气流量峰值（PEF）平均每日昼夜变异率（连续 7 天，每日 PEF 昼夜变异率之

和 /7）> 10%，或 PEF 周变异率（2 周内最高 PEF 值 - 最低 PEF 值）/［（2 周内最高 PEF 值 + 最低 PEF 值）× 1/2］× 100% > 20%。

（5）符合 1~3 条及第 4 条中的任何分项者，并除外其他疾病所引起的喘息、气急、胸闷和咳嗽，可以诊断为支气管哮喘。

5. 支气管哮喘如何长期维持治疗

（1）目标：达到哮喘症状的良好控制，维持正常的活动水平，同时尽可能减少急性发作、肺功能不可逆损害和药物相关不良反应的风险。

（2）脱离过敏原是防治哮喘最有效的办法。

（3）药物治疗：包括控制药物、缓解药物和重度哮喘的附加治疗药物。控制药物通过抑制气道炎症，预防哮喘发作，需要长期每天使用，包括吸入性糖皮质激素、全身性激素、白三烯调节药、长效 β2- 受体激动药、缓释茶碱、色甘酸钠、抗IgE 单克隆抗体及其他有助于减少全身激素剂量的药物等。缓解药物又称急救药物，能迅速解除支气管平滑肌痉挛、缓解哮喘症状，通常按需使用，包括速效吸入和短效口服 β2- 受体激动药、全身性激素、吸入性抗胆碱能药物、短效茶碱等。重度哮喘的附加治疗药物主要为生物靶向药物，如抗 IgE 单克隆抗体、抗 IL-5 单克隆抗体、抗 IL-5 受体单克隆抗体和抗 IL-4 受体单克隆抗体等。

6. 支气管哮喘急性发作期如何处理

哮喘急性发作是指喘息、气促、胸闷、咳嗽等症状在短时间内出现或迅速加重，肺功能恶化，需要给予额外的缓解药物进行治疗的情况。

（1）目标：尽快缓解症状、解除气流受限和改善低氧血症，同时还需要制订长期治疗方案以预防再次急性发作。

（2）轻中度哮喘发作的处理：①反复使用吸入性短效 β2-受体激动药是治疗急性发作最有效的方法，可根据病情轻重每次使用 2 ~ 4 喷；②同时增加控制药物的剂量，如增加的吸入性糖皮质激素剂量至少是基础剂量的 2 倍；③对吸入性短效 β2-受体激动药初始治疗反应不佳或在控制药物治疗基础上发生急性发作的患者，推荐使用泼尼松龙 0.5 ~ 1.0mg/kg 或等效剂量的其他全身激素药口服 5 ~ 7 天，症状减轻后迅速减量或完全停药；④对全身使用激素有禁忌证的患者，可使用雾化吸入激素。

7. 支气管哮喘中重度急性发作时如何处理

（1）首选吸入短效 β2-受体激动药治疗，方法同轻中度哮喘发作的处理一致。短效抗胆碱能药物仅推荐用于急性重度哮喘或经短效 β2-受体激动药治疗效果不佳的患者。重度患者还可以联合静脉滴注茶碱类药物治疗。

（2）全身激素的应用，中重度哮喘急性发作应尽早使用全身激素，口服激素吸收好，起效时间与静脉给药相近，推荐中重度急性加重患者首选口服给药。

（3）氧疗，对有低氧血症（氧饱和度＜90%）和呼吸困难的患者可给予控制性氧疗，使患者的氧饱和度维持在93%～95%。

（4）其他，如有发热、脓性痰等感染征象及时应用抗菌药物。

（5）机械通气治疗，经过上述药物治疗后，若临床症状和肺功能无改善甚至继续恶化，应及时给予机械通气治疗。

8. 支气管哮喘自我保健要点有哪些

（1）树立信心，充分认识到经规范、长期的治疗，完全可以有效地控制哮喘发作。

（2）了解哮喘的诱发因素，结合个人情况，找出诱因，在日常生活中尽可能避免。

（3）熟悉哮喘发作的先兆表现及相应的处理办法。

（4）学会自行监测病情变化和哮喘发作时紧急自我处理办法。

（5）了解常用平喘药物的作用、正确用量、用法及不良反应。

（6）掌握不同吸入装置的正确用法。

（7）知道什么情况下应去医院就诊。

（8）参与治疗方案的制订，与医生密切沟通，共同制订出防止哮喘复发、保持病情稳定的方案。

9. 支气管哮喘用药注意事项有哪些

（1）部分药物容易诱发哮喘，如合并其他疾病在选择用药方案时需注意避免，如β受体阻滞剂（××洛尔类，可用于冠心病和高血压）可影响内因性儿茶酚胺与β受体结合，从而引起哮喘大发作；胆碱能受体激动剂（如毛果芸香碱）可使气管、支气管腺体分泌增加，使支气管收缩，从而诱发或加剧哮喘；血管紧张素转化酶抑制剂（××普利类，可用于高血压）可通过肺内产生大量缓激肽，从而诱发咳嗽，进而导致哮喘发作。

（2）按医嘱使用治疗哮喘的药物，不可随意停药。哮喘一般只是在支气管痉挛的时候出现，但是支气管随时可能痉挛。吃药需要定时，这样可以防止支气管痉挛。

第八节 肺部结节

1. 什么是肺部结节

肺部 CT 上表现为直径 ≤ 3cm 的局灶性、类圆形、密度增高的实性或亚实性肺部阴影，可为孤立性或多发性，不伴肺不张、肺门淋巴结肿大和胸腔积液。

2. 肺部结节都有哪些类型

（1）按数量分类：单个病灶定义为孤立性，2 个及以上的病灶定义为多发性。孤立性肺结节多无明显症状，为边界清楚、密度增高、直径 ≤ 3cm 且周围被含气肺组织包绕的软组织影。多发性肺结节常表现为单一肺结节伴有一个或多个小结节，一般认为大于 10 个的弥漫性肺结节多为恶性肿瘤转移或感染及非感染因素引发的炎症性疾病所致。

（2）按病灶大小分类：直径 < 5mm 者为微小结节，直径 5 ~ 10mm 者为小结节。

（3）按密度分类：分为实性肺结节和亚实性肺结节。实性肺结节，肺内圆形或类圆形密度增高影，病变密度足以掩盖其中走行的血管和支气管影。亚实性肺结节，所有含磨玻璃密度的肺结节，包括纯磨玻璃结节、磨玻璃密度和实性密度均有的混杂性结节。

3. 肺部结节有什么表现

多无特殊临床表现，多为体检或就诊时通过肺部 CT 检查发现。

4. 怎么确定自己患有肺部结节

（1）胸部 CT 扫描：可明确肺结节位置、大小、形态、密度、边缘及内部特征等信息。同时，需采集临床信息（如年龄、职业、吸烟史、慢性肺部疾病史、个人和家族肿瘤史、治疗经过及转归等），还可完善其他相关信息。

（2）肿瘤标志物（胃泌素释放肽前体、神经特异性烯醇化酶、癌胚抗原、细胞角蛋白片段 19、鳞状细胞癌抗原）、功能显像、非手术（支气管镜检查、经胸壁肺穿刺活检术）和（或）手术活检（胸腔镜检查、纵隔镜检查）等进行全面评估。

5. 肺部结节如何治疗

发现肺部结节后，应请专科医生进行全面评估，判断良恶性，再制订处理原则。对于恶性及高度怀疑恶性的肺部结节，及早手术处理；对于考虑良性病变的肺部结节，做好密切随访。随访时间可参考下表。

表 2-1　实性结节的随访时间

结节大小	数量	低危人群	高危人群
< 6mm	单个	无须随访	12 个月后复查 CT
	多发	无须随访	12 个月后复查 CT
6 ~ 8mm	单个	6 ~ 12 个月后复查 CT，然后考虑 18 ~ 24 个月后复查 CT	6 ~ 12 个月后复查 CT，18 ~ 24 个月再次做 CT 检查
	多发		
> 8mm	单个	3 个月内考虑进行 CT/ 穿刺活检 /PET–CT	—
	多发	3 个月后复查 CT，然后考虑 18 ~ 24 个月后复查 CT	3 ~ 6 个月后复查 CT，18 ~ 24 个月再次做 CT 检查

表 2-2 部分实性结节的随访时间

结节大小	数量	随访策略
< 6mm	单个	无须随访
	多发	3~6 个月复查 CT，若无变化，则 2~4 年后随访
≥ 6mm	单个	3~6 个月复查 CT，若持续存在且实性成分 < 6mm，5 年内每年复查 CT（若实性成分 > 6mm 且随访持续存在，高度怀疑恶性）
	多发	3~6 个月复查 CT，根据恶性程度最高的结节制订方案

表 2-3 纯磨玻璃结节的随访时间

结节大小	数量	随访策略
< 6mm	单个	无须随访
	多发	3~6 个月复查 CT，若无变化，则 2~4 年后随访
≥ 6mm	单个	6~12 个月复查 CT，若持续存在，5 年内每两年复查 CT
	多发	3~6 个月复查 CT，根据恶性程度最高的结节制订方案

6. 肺部结节自我保健要点有哪些

（1）戒烟，平时预防肺部感染。

（2）定期复查，随访结节变化。

（3）查体时可酌情完善肺癌相关标志物的检查，如：①胃泌素释放肽前体（Pro-GRP），可作为小细胞肺癌的诊断和鉴别诊断的首选标志物；②神经元特异性烯醇化酶（NSE），用于小细胞肺癌的诊断和治疗反应监测；③癌胚抗原（CEA），目前，血清中 CEA 的检查主要用于判断肺癌预后以及对治疗过程的监测；④细胞角蛋白片段 19（CYFRA21-1），对肺鳞状细胞癌诊断的敏感性、特异性有一定参考价值；⑤鳞状细胞癌抗原（SCCA），对肺鳞状细胞癌疗效监测和预后判断有一定价值。

7. 哪些人群需要重点筛查肺部结节

我国肺部结节高危人群定义为年龄 ≥ 40 岁且具有以下任一危险因素者：

（1）吸烟 ≥ 20 包年（或 400 支 / 年），或曾经吸烟 ≥ 20 包年（或 400 支 / 年），戒烟时间 < 15 年。

（2）有环境或高危职业暴露史（如石棉、铍、铀、氡等接触者）。

（3）合并慢阻肺、弥漫性肺纤维化或既往有病史者。

（4）既往罹患恶性肿瘤或有家族史者。

第九节 慢性胃炎

1. 什么是慢性胃炎

慢性胃炎是由不同病因引起的胃黏膜慢性炎性病变。本质是胃黏膜上皮反复受到损害使黏膜发生改变，最终导致不可逆的胃固有腺体的萎缩，甚至消失。本病极为常见，且易反复发作，不同程度地影响患者的生活质量。

2. 慢性胃炎都有哪些类型

（1）按病因分类：分成幽门螺杆菌胃炎和非幽门螺杆菌胃炎。

（2）按内镜和病理诊断分类：分为萎缩性和非萎缩性两大类。

（3）按胃炎分布分类：分为胃窦为主胃炎、胃体为主胃炎和全胃炎三类。

（4）特殊类型胃炎分类：包括化学性、放射性、淋巴细胞性、肉芽肿性、嗜酸细胞性胃炎及其他感染性疾病所致胃炎。

3. 慢性胃炎有什么表现

无特异的临床症状和体征，部分患者甚至无临床症状，且症状的轻重与胃黏膜的病变程度并非一致。老年人慢性胃炎有症状患者较中、青年患者多，与消化不良相似，如上腹隐痛、食欲减退、餐后饱胀、反酸等。慢性萎缩性胃炎依病变部位不同而有不同的症状：胃体胃炎消化道症状较少，可有贫血、消瘦、舌炎、腹泻等，个别伴黏膜糜烂者上腹痛较明显，并可有出血，如呕血、黑便。症状常常反复发作，无规律性腹痛，疼痛经常出现于进食过程中或餐后，多数位于上腹部、脐周，部分患者部位不固定。轻者间歇性隐痛或钝痛，严重者为剧烈绞痛。胃窦胃炎则消化道症状较明显，出现类似消化性溃疡的症状。体检时大多数无明显体征，有时可有上腹部轻度压痛。

4. 怎么确定自己患有慢性胃炎

确诊必须依靠胃镜及胃黏膜病理学检查，尤以后者的价值更大，特殊类型胃炎的内镜诊断需要结合病因和病理。

5. 慢性胃炎的治疗目标是什么

（1）祛除病因。

（2）缓解症状。

（3）改善胃黏膜组织学。

（4）提高生活质量。

（5）预防复发和并发症。

6. 慢性胃炎的生活方式干预措施有哪些

（1）建议清淡饮食，避免刺激性、粗糙食物，避免过多饮用咖啡、酒和长期抽烟。

（2）对于需要服用抗血小板药物、非甾体消炎药的患者，是否停药应衡量获益和风险，由医生酌情选择。

7. 慢性胃炎的药物治疗方法有哪些

主要包括对因治疗、对症治疗和中医药及其他治疗。以下方案仅供参考，具体用药请到医院就诊后由专科医生开具处方。

（1）以上腹痛和上腹烧灼感为主，称类溃疡型，可按溃疡病治疗。可使用 H2 受体拮抗药（雷尼替丁 150mg 或法莫替丁 20mg，每日 2 次）、质子泵抑制药（奥美拉唑 20mg，每日 1 ~ 2 次）与黏膜保护药（替普瑞酮、吉法酯、麦滋林等）。

（2）以上腹饱胀、没有胃口、恶心或呕吐为主、不敢多吃，称消化不良型，可给予胰酶制剂，如胰酶肠溶胶囊300mg，每日 3 次，米曲菌胰酶 220mg，每日 3 次。甲氧氯普胺（胃复安）10mg 或多潘立酮（吗丁啉）10mg 或莫沙必利5mg，每日 3 次，餐前 30 分钟服用。

（3）对胆汁反流的患者，可以给予熊脱氧胆酸每日250mg，睡前服用，铝碳酸镁 0.5 ~ 1.0g，每日 3 ~ 4 次。

（4）为促进胃黏膜的再生，减慢腺体的萎缩进程，作为辅助用药，常用维酶素 1 ~ 1.5g、猴头菌片 4 ~ 6 片、维生素 B_2 5 ~ 10mg 等，每日 3 次。

（5）对幽门螺杆菌阳性的老年慢性胃炎患者应进行综合评估，如伴有胃黏膜萎缩、糜烂或消化不良症状者，推荐根除幽门螺杆菌。铋剂四联方案：PPI+ 铋剂 + 两种抗生素，疗程为10 天或 14 天。

（6）中医对慢性胃炎的治疗有较好的疗效，目前中成药应用亦较普遍，如摩罗丹、温胃舒、养胃舒等。

（7）其他：有消化不良症状且伴明显精神心理因素的慢性胃炎患者可用抗抑郁药或抗焦虑药，可酌情、合规选用选择性 5-HT 再摄取抑制药或三环类抗抑郁制剂，老年人应用此类药物治疗伴精神心理因素的慢性胃炎宜从小剂量起步，逐渐调整剂量，同时关注药物可能的不良反应。以上用药可以配伍使用，也可定期交换使用，无症状者亦可不给予药物治疗。

8. 慢性胃炎的手术治疗方法是什么

对于慢性胃炎伴高级别上皮内瘤变的患者，可考虑手术治疗，但目前一般采取胃镜下微创治疗。

9. 慢性胃炎自我保健要点有哪些

（1）保持精神愉快。精神抑郁或过度紧张和疲劳，容易造成幽门括约肌功能紊乱，胆汁反流而发生慢性胃炎。

（2）明确诊断，寻找病因。对于慢性胃炎应做全面检查，如胃镜、幽门螺杆菌监测、钡餐透视，必要时行病理等相关检查，寻找病因。

（3）戒烟忌酒。烟草中的有害成分能促使胃酸分泌增加，对胃黏膜产生有害的刺激作用，过量吸烟会引起胆汁反流。过量饮酒或长期饮用烈性酒能使胃黏膜充血、水肿，甚至糜烂，慢性胃炎发生率明显增高。

（4）慎用、忌用对胃黏膜有损伤的药物。慢性胃炎应注意定期复查及长期间歇性用药，做好药物监测及危险因素管理。长期滥用此类药物会使胃黏膜受到损伤，从而引起慢性胃炎及溃疡。

（5）积极治疗感染灶。患者应注意避免幽门螺杆菌的反复感染，要注意饮食卫生，尤其在外出就餐时应选择分餐或自助餐。幽门螺杆菌感染存在家庭聚集性，为了预防幽门螺杆菌感染，防止复发，应该对家庭成员的感染情况进行检测和根除治疗。勿将痰液、鼻涕等带菌分泌物吞咽入胃导致慢性胃炎。

（6）注意饮食。慢性胃炎患者需注意营养均衡，在日常饮食中应以清淡、易消化、刺激性小的食物为主，食物中需包含植物蛋白、脂肪、维生素、无机盐、糖类等，注意比例适合。辛辣、刺激性食物会引发胃部不适。忌酒精，长期饮酒可损伤胃黏膜。忌饮食不规律，暴饮暴食或长期饥饿，都会引起慢性胃炎的复发。宜采用蒸、煮、烩、焖、炖、汆的烹饪方法，使食物细软、易于消化。宜选择新鲜的蔬菜和水果，促进铁的吸收。宜食用米汤、马铃薯和牛奶等食物，有助于保护胃黏膜。

（7）注意复查。慢性胃炎患者复诊时间需要根据病情决定，病情稳定的患者一般 1 年一次胃镜检查，病情严重者，建议 6 个月一次胃镜检查。

10. 慢性胃炎用药注意事项有哪些

部分药物对胃黏膜有刺激，如患有慢性胃炎，则应尽量避免使用，如非甾体消炎药（阿司匹林、双氯芬酸钠等）、肾上腺糖皮质激素（泼尼松、地塞米松等）、某些抗菌药（红霉素、林可霉素等）等。

第十节　幽门螺杆菌感染

1. 什么是幽门螺杆菌感染

幽门螺杆菌从口腔进入人体后特异地定植于胃上皮，定植后机体难以自发清除，从而造成持久或终生感染。幽门螺杆菌感染可引起胃黏膜活动性炎症，部分患者还可发生消化性溃疡和胃癌等一系列疾病。人类是目前幽门螺杆菌感染唯一明确的传染源，从感染患者的胃肠道分泌物、唾液、牙龈和粪便中分离出幽门螺杆菌菌株，表明胃—口、口—口和粪—口是可能的重要传播途径。

2. 幽门螺杆菌感染有什么表现

大多数单纯幽门螺杆菌感染的患者无症状。部分可表现出上腹痛、腹胀、恶心、呕吐、嗳气、反酸等消化不良症状。与不明原因缺铁性贫血、特发性血小板减少性紫癜相关的幽门螺杆菌感染患者，可表现为面色苍白，全身皮肤黏膜瘀点、瘀斑等。

3. 怎么确定自己感染幽门螺杆菌

符合下述三项之一者可判断为幽门螺杆菌（Hp）现症感染：

（1）胃黏膜组织快速尿素酶试验（RUT）、组织切片染色或细菌培养三项中任一项阳性。

（2）幽门螺杆菌尿素呼气试验（UBT）阳性。

（3）粪便 Hp 抗原（HpSA）检测阳性。血清 Hp 抗体检测阳性提示曾经感染，从未治疗者可视为现症感染。

需要注意的是，幽门螺杆菌检测前必须停用质子泵抑制剂（PPI）至少 2 周，停用抗菌药物、铋剂和某些具有抗菌作用的中药至少 4 周。幽门螺杆菌检测前服用这些药物可显著影响检测的准确度，造成假阴性。血清学试验检测幽门螺杆菌抗体和分子生物学方法检测幽门螺杆菌基因则不受这些药物的影响。

4. 幽门螺杆菌感染如何治疗

幽门螺杆菌感染的治疗主要是消除诱因，铋剂四联方案作为主要的经验性治疗根除幽门螺杆菌感染方案，主要选用枸橼酸铋钾、质子泵抑制剂等药物进行治疗。幽门螺杆菌感染的根治一般需要 10～14 天，即 1 种质子泵抑制剂 +2 种抗生素 +1 种铋剂，疗程 10～14 天。

5. 幽门螺杆菌感染自我保健要点有哪些

（1）注意饮食清洁，尽量实行分餐制，自己的碗筷要自己专用。幽门螺杆菌主要传播途径是口—口传播和粪—口传播，共用餐具是导致幽门螺杆菌感染的重要原因，因此平时要注意饮食卫生，外出就餐时尽量使用一次性餐具，家中有亲属感染这种细菌要及时进行治疗，尚未治愈之前要实行分餐制，饭后碗筷要高温消毒，高温可以将幽门螺杆菌杀死，避免家人感染。

（2）注意饮食。避免喝生水、吃生的食物，同时食物应多样化，避免偏食，注意补充多种营养物质。不吃霉变食物，少吃熏制、腌制、富含硝酸盐和亚硝酸盐的食物，多吃新鲜食品。避免进食过于粗糙、浓烈、辛辣的食物及长期大量饮酒。

（3）如有消化道症状，注意根据情况做好幽门螺杆菌筛查。

（4）如幽门螺杆菌阳性可行根治治疗，治疗两周左右也能恢复，但治疗后还要积极预防二次感染，注意遵医嘱定期复查。

6. 幽门螺杆菌感染用药注意事项有哪些

（1）在进行根除幽门螺杆菌治疗的过程中，会有一定的概率出现药物不良反应，常见的有轻微腹泻、大便不成形、大便发黑（不是消化道出血，而是服用铋剂后的正常反应）等，一般不影响继续治疗。

（2）非常少见的不良反应包括排尿困难、过敏甚至过敏性休克、肝肾功能损伤等，建议及时就医。

（3）服用甲硝唑、呋喃唑酮期间禁止饮酒，以避免发生双硫仑样反应（表现为恶心呕吐、头晕、心悸及呼吸困难等）。

（4）除非有特殊的治疗需要，服用铋剂时应注意：24 小时内服用次数不应超过 4 次，连续用药不宜超过 3 周。在根除幽门螺杆菌治疗中，使用铋剂一般也不会超过 2 周。

第十一节 胆石症

1. 什么是胆石症

胆石症是人体胆道系统（包括胆囊和胆管）内发生结石的疾病。胆石的形成与胆汁密切相关。胆汁是一种消化液，可以帮助溶解、消化食物中不易溶于水的脂质成分。胆汁在肝内沿各级胆管汇入肝总管并在胆囊中浓缩和储存。胆囊是位于人体右侧肋骨下肝后方的梨形囊袋构造。正常胆囊在神经—内分泌作用下，保持一定的收缩舒张运动，规律地通过胆囊管、胆总管向十二指肠排出胆汁。正常情况下胆汁中的各种成分均溶解于胆汁中，但在各种因素影响下，会出现不溶解的成分、沉淀，甚至发生胆石。

2. 胆石症按化学成分分类有哪些

胆石症按化学成分分类，分为胆固醇结石和胆色素结石两大类。

3. 胆石症按胆结石所在部位分类有哪些类型

（1）胆囊结石：大多数为多发；单发者多为球形，多发者可为小球形、多面体形或扁片状不等。多为胆固醇结石。少数结石含钙量高，X线片上可显影。

（2）肝外胆管（或胆总管）结石：多为原发性结石，单发或多发，大小不等，形状多样，多与胆管形状相似。胆色素混合性结石多见。胆结石自胆囊坠入胆总管者为继发胆管结石，其成分与胆囊结石相同。

（3）肝内胆管结石：绝大多数为多发，多见于肝左叶，分布在二级肝胆管内，小块状或铸形，多为胆色素混合性结石。

上述各部位结石也可联合存在，如胆囊结石可合并胆总管结石，胆总管结石可合并肝胆管结石。

4. 胆囊结石有什么表现

（1）早期常无明显症状，有时伴轻微不适，常被误认为是胃病而没有及时确诊。少数单发的大的胆固醇结石，在胆囊内可自由活动，不易发生嵌顿，很少产生症状，个别在体检时偶然发现，一般称为无症状性胆结石。

（2）胆囊内的小结石可嵌顿于胆囊颈部，引起临床症状，尤其在进食油腻食物后胆囊收缩，也可在睡眠时由于体位改变，使症状加剧。当胆石嵌于胆囊颈部时，造成急性梗阻，导致胆囊内压增高，胆汁不能通过胆囊颈、胆囊管排出而引起临床症状。胆绞痛是其典型的首发症状，常位于右上腹，持续痛伴阵发加剧，向右肩背放射，常伴有恶心、呕吐；临床症状也可在几小时后自行缓解。

（3）如胆囊结石嵌顿不缓解，则胆囊增大、积液，引起相关并发症，合并感染时可发展为急性化脓性胆囊炎，甚至胆囊坏疽。胆囊结石较小时，可通过胆囊管排入胆总管，胆绞痛症状暂时缓解。结石较大堵塞胆管，可引起胆管炎、胆源性胰腺炎等并发症。

5. 怎么确定自己是否患有胆囊结石

医生可根据病史、症状和影像学检查进行判断。B超是首选检查手段，其发现率高、无创伤、费用低。通常检查发现胆囊内有结石光团和声影，并随体位改变而移动则可确诊。

6. 胆囊结石根据患者的疾病情况及身体状况如何进行分级诊疗

胆囊结石的治疗需根据患者的疾病情况及身体状况进行分级诊疗。对于无并发症的胆囊结石，可分为以下4类：①有胆石但无症状的患者；②具有典型胆道系统症状并有胆石的患者；③有胆石但症状不典型的患者；④有典型的胆道系统症状，但超声未发现胆石的患者。

（1）无症状性胆囊结石的患者，虽患有胆囊结石，但无临床症状，多在体检中发现胆囊结石。多数不需要特殊治疗，但应告知患者可能出现的症状及处理方式，并进行定期的随访观察。

（2）对于有典型胆道系统症状并有胆石的患者，推荐胆囊切除治疗，不宜手术者考虑行溶石治疗。

（3）有胆石但症状不典型的患者，应进行全面的评估，决定下一步治疗方案，包括溶石治疗、胆囊切除治疗。

（4）有典型的胆道系统症状，但超声未发现胆石的患者，应评估是否有胆囊功能性疾病的可能。

（5）对于合并并发症的患者，应进行积极的手术治疗。

7. 胆囊结石手术治疗适应证有哪些

胆囊切除术是胆囊结石治疗的最佳选择。手术适应证为：

（1）胆囊结石反复发作引起临床症状。

（2）嵌顿在胆囊颈部或胆囊管处的胆囊结石可导致急性胆囊炎，甚至胆囊坏疽穿孔。

（3）慢性胆囊炎伴胆囊萎缩，虽胆囊已无功能，长期炎症刺激可导致胆囊癌。

（4）胆囊充满结石，但无明显临床症状者。

8. 胆囊结石药物治疗方法有哪些

对于不愿行手术治疗，或存在手术相对或绝对禁忌的患者，如同时存在晚期心肺疾病或肝病，可试用鹅脱氧胆酸（CDCA）与熊脱氧胆酸（UDCA）联合疗法或 UDCA 单药治疗，如胆囊尚有功能，约 60% 病例的多发性小胆石（< 5mm）可有望消融，但如果 CT 已发现胆石钙化，则疗效较差，只有约 10% 病例可望收效。合并急性胆囊炎时，可采用药物稳定疗法，一般是静脉输液，抗生素 7 ~ 10 天，可适当禁食，使肠道休息。抗生素可选用三代头孢菌素类或氨基糖苷类，免疫抑制患者的抗菌覆盖面要广，可加用甲硝唑或喹诺酮类。

9. 胆囊结石还包括哪些治疗方法

如体外震波碎石疗法、局部溶解疗法等。

10. 肝外胆管结石有什么表现

原发性胆总管结石常见的表现是胆管炎，典型症状为反复发作的腹痛、寒战高热和黄疸，称为 Charcot 三联症。巩膜及皮肤黄染；剑突下或右上腹部有深压痛，感染重时可有局限性腹膜炎，肝区叩击痛；如胆总管下端梗阻可触及肿大的胆囊。

11. 怎么确定自己患有肝外胆管结石

根据典型病史、临床表现、查体、实验室检查（血清总胆红素升高，其中直接胆红素升高明显；碱性磷酸酶升高；尿胆红素阳性，尿胆原下降或消失；血白细胞可增高）及影像学检查（超声首选，可见肝内外胆管扩张，胆囊增大，胆总管内见结石影像），术前诊断多无困难。

12. 肝外胆管结石如何治疗

肝外胆管结石应积极行取石治疗。

治疗原则：解除胆道梗阻；取净结石；通畅引流胆道，预防结石复发；合理应用抗生素。

（1）内镜下取石术：已成为胆总管结石的主要治疗方式，主要包括经内镜逆行胰胆管造影（ERCP）、Oddi 括约肌切开术、球囊扩张术、取石网篮及取石球囊取石、机械碎石等技术。

（2）外科手术取石：随着内镜取石技术的发展，外科手术取石应用越来越少。胆总管切开取石 T 形管引流术为常用方法。

13. 肝内胆管结石有什么表现

肝内胆管结石是指左、右肝管汇合部以上的胆管结石，在我国是常见疾病。结石呈黑色或棕黄色、易碎，结石剖面常呈分层状，成分以胆色素为主，多含有细菌。结石部位不同可致临床表现各异。位于周围胆管的结石如无合并胆管扩张可无症状。大多数患者平日仅有肝区不适或轻度腹痛，如发生胆管炎则表现为腹痛、寒战高热。结石位于肝管汇合部可出现黄疸，严重炎症可出现全身感染，如脓毒症、感染性休克。肝段或一侧肝叶的胆管结石，常因感染致肝脓肿，除表现为全身感染，肝区的压痛和叩击痛较明显，局限的脓肿可出现腹壁水肿，甚至可能穿破膈肌至肺，形成胆管支气管瘘，咳出的痰含有胆汁或结石。胆管炎症及破溃可穿破伴行的肝动脉或肝门静脉，造成胆道出血。此外，晚期病例主要为肝硬化、肝门静脉高压致胃底食管静脉曲张出血，表现为血便或呕血。

14. 怎么确定自己患有肝内胆管结石

根据病史和影像学检查即可诊断。超声检查根据肝内胆管内的强回声及其后方的声影，可诊断肝内胆管结石，如能观察到结石近端的胆管扩张则更能确诊。

15. 肝内胆管结石如何治疗

（1）无症状、无局限性胆管扩张的三级胆管以上的结石，一般可不做治疗。

（2）反复发作胆管炎的肝内胆管结石，主要采用手术治疗。手术治疗原则是：取净结石、祛除病灶、通畅引流、防止复发。根据不同部位、有无合并胆管狭窄及肝萎缩，分别采取不同手术方法，如肝切除术、胆肠吻合术、胆管切开取石术等。

16. 胆石症自我保健要点有哪些

（1）注意低脂肪、高纤维素饮食，多吃蔬菜，少吃动物内脏等高胆固醇食物。

（2）多饮水，避免过多甜食和甜饮料。

（3）规律饮食，重视早餐，按时按量就餐，避免暴饮暴食。

（4）缓解紧张情绪、减轻心理压力，避免熬夜。

（5）无症状患者定期复诊即可，一般每年复查 1 次。

（6）如胆绞痛、胆囊炎经常发作，则建议尽早接受手术治疗。

17. 胆石症用药注意事项有哪些

（1）药物治疗以消炎利胆为主。常见的西药有熊脱氧胆酸，辅助服用胆宁片、消炎利胆片、茴三硫等中药，可以控制炎症，增加胆汁的分泌，促进结石排出。

（2）如果出现了感染，有发热、白细胞升高的情况，可以使用一些抗生素，根据具体情况斟酌用药。

（3）胆结石引发胆绞痛可使用解痉类药物，如654-2暂时缓解痉挛性疼痛，但服用这类药物治标不治本，且容易掩盖病情，因此不能随意使用。

第十二节　慢性肾功能不全

1. 什么是慢性肾脏病

慢性肾脏病（CKD）是指各种原因引起的肾脏结构或功能异常，持续时间 > 3 个月，并对健康造成影响。慢性肾脏病的防治是世界各国面临的重要公共卫生问题，我国 18 岁以上人群慢性肾脏病患病率为 10.8%。

2. 慢性肾脏病如何分期

基于估算肾小球滤过率（eGFR），慢性肾脏病分为 5 期，见表 2-4。肾小球滤过率是单位时间内（每分钟）两侧肾生成

表 2-4　基于估算肾小球滤过率（eGFR）的慢性肾脏病（CKD）分期

CKD 分期	eGFR[mL/min · (1.73m^2)]	描述
G1	≥ 90	正常或增高
G2	60 ~ 89	轻度下降
G3a	45 ~ 59	轻至中度下降
G3b	30 ~ 44	中至重度下降
G4	15 ~ 29	重度下降
G5	< 15	肾衰竭

的超滤液量，是衡量肾功能的重要指标之一。

3. 慢性肾脏病如何进行危险分层

根据慢性肾脏病分期和白蛋白尿分级进行危险分层，分为1级（低危）、2级（中危）、3级（高危）和4级（极高危），见表2-5。

表2-5　慢性肾脏病（CKD）的危险分层

CKD 分期	白蛋白尿分级（尿白蛋白肌酐比）		
	A1（<30mg/g，正常或轻度增加）	A2（30~300mg/g，中度增加）	A3（>300mg/g，显著增加）
G1（eGFR≥90）	低危	中危	高危
G2（eGFR60~89）	低危	中危	高危
G3a（eGFR45~59）	中危	高危	极高危
G3b（eGFR30~44）	高危	极高危	极高危
G4（eGFR15~29）	极高危	极高危	极高危
G5（eGFR<15）	极高危	极高危	极高危

4. 慢性肾脏病有什么表现

慢性肾脏病表现与原发病因有关，通常起病隐匿，进展缓慢，早期可无临床症状，常在查体时发现血肌酐升高才到肾病专科就诊，也有患者出现乏力、腰酸、夜尿增多等轻度不适；少数患者可有食欲减退、代谢性酸中毒及轻度贫血，肾小球疾病患者可表现为血尿、蛋白尿、高血压。到了中、重度肾功能损害 $[eGFR < 30mL/(min \cdot 1.73m^2)]$，上述症状更趋明显，进入肾衰竭期以后则进一步加重，有时可出现高血压、心衰、严重高钾血症、酸碱平衡失调、消化道症状、贫血、矿物质骨代谢异常、甲状旁腺功能亢进和中枢神经系统障碍等，甚至会有生命危险。

5. 怎么确定自己患有慢性肾脏病

如果出现表 2-5 中任意一项指标，持续时间超过 3 个月，即可诊断为慢性肾脏病。

6. 慢性肾脏病如何进行对因治疗

有明确病因的慢性肾脏病首先需要治疗原发病，并及时纠正引起肾功能进展的可逆性因素，这是所有治疗的基础和关键，能够有效地延缓甚至逆转肾功能的进展。

7. 慢性肾脏病患者如何调整生活方式

（1）体育锻炼：在医师指导下参加能够耐受的体育锻炼

（每周至少5次，每次30分钟）。

（2）保持健康体重：维持 BMI 在 $18.5 \sim 24.0 kg/m^2$。

（3）戒烟。

（4）其他：规律作息，避免疲劳；防止呼吸道感染的发生；放松心情，避免情绪紧张。

8. 慢性肾脏病如何进行营养支持治疗

（1）热量摄入：推荐 $30 \sim 35 kcal/（kg \cdot d）$，60岁以上患者活动量小、营养状态良好者可减少至 $30 kcal/（kg \cdot d）$。

（2）蛋白摄入：低蛋白饮食是营养治疗的核心，有助于减少蛋白尿、延缓慢性肾脏病的进展、改善蛋白质代谢、减轻氮质血症、改善代谢性酸中毒。对于非糖尿病慢性肾脏病 G1、G2 期患者，原则上宜减少蛋白质摄入，推荐摄入量为 $0.8 \sim 1.0g/（kg \cdot d）$，以蛋白尿为主要临床表现者，控制蛋白摄入量为 $0.6 \sim 0.8g/（kg \cdot d）$；从 G3 期开始低蛋白饮食治疗，推荐摄入量为 $0.6g/（kg \cdot d）$。对于糖尿病慢性肾脏病 G1、G2 期患者，推荐蛋白摄入量为 $0.8g/（kg \cdot d）$，G3 至 G5 期推荐蛋白摄入量为 $0.6 \sim 0.8g/（kg \cdot d）$，必要时可补充复方 α－酮酸。

（3）盐摄入：推荐低盐饮食，成人钠摄入量 < 90mmol/d（5g/d）。

（4）其他营养物质摄入：鼓励慢性肾脏病患者参加有关病情严重程度及钙、磷、钾、蛋白质、嘌呤摄入量方面的健康教育。如胆固醇摄入少于 300mg/d；磷摄入量限制在 800mg/d 以下，合并高磷血症者应少于 500mg/d。

9. 慢性肾脏病相关危险因素有哪些

包括高血压、高血糖、蛋白尿等。

10. 慢性肾脏病患者如何管理血压

血压控制目前主要取决于年龄、慢性肾脏病进展风险、是否存在视网膜病变、心血管疾病并发症及其他并发症以及对降压治疗的耐受性等。无论是否合并糖尿病，尿白蛋白与肌酐的比值（UACR）≤ 30mg/g，维持血压 ≤ 140/90mmHg；UACR > 30mg/g 时，维持血压 ≤ 140/90mmHg，控制血压 ≤ 130/80mmHg。降压药物选择方面，应注重个体化，对于尿白蛋白排泄率 30～300mg/d 的成人慢性肾脏病伴有糖尿病的患者，或者尿白蛋白排泄率 > 300mg/d 的成人慢性肾脏病患者，肾素血管紧张素 II 受体拮抗药（ARB）或血管紧张素转化酶抑制剂（ACEI）为首选药物。钙离子拮抗药目前被认为也具有肾保护作用，如增加肾血流量、抑制系膜细胞增殖等；利尿药及 β 受体阻滞药因影响糖、脂代谢，合并糖尿病患者应慎用；噻嗪类利尿药在 eGFR < 25mL/（min·1.73m²）时无效。

11. 慢性肾脏病患者如何管理血糖

血糖控制是慢性肾脏病合并糖尿病患者多因素干预策略的重要部分，有助于延缓糖尿病微血管病变及慢性肾脏病进展，并降低心脑血管意外风险，目前推荐血糖控制的靶目标值为糖化血红蛋白（HbA1c）＜7%，对于反复低血糖及预期生存期较短的患者可适当放宽标准。关于糖尿病合并慢性肾脏病患者口服降糖药物，SGLT-2抑制剂和GLP-1受体激动剂均是很好的选择。此外，专家共识推荐，仅有如下4种药物从CKD1期到CKD5期均可以使用且不需调整剂量：瑞格列奈、那格列奈、罗格列酮、利格列汀。其他常用口服降糖药推荐如下：二甲双胍在CKD1～2期可以使用，CKD3a期减量，CKD3b期禁用；磺胺类中仅有格列喹酮通过胃肠道排泄，但在CKD4期慎用，CKD5期禁用；阿卡波糖在CKD4期禁用。

12. 慢性肾脏病患者如何控制蛋白尿

蛋白尿是慢性肾脏病进展的重要因素，无论原发病如何，如果能有效控制蛋白尿，将有助于改善慢性肾脏病的长期预后，减少心血管并发症的发生。指南推荐：糖尿病慢性肾脏病患者尿蛋白控制目标为UACR＜30mg/g，非糖尿病慢性肾脏病患者尿蛋白控制目标为UACR＜300mg/g。有效的干预手段包括低蛋白饮食联合复方α-酮酸片，无禁忌证的情况下应用

ACEI/ARB 类药物，严格控制血压达标。

13. 慢性肾脏病并发症如何治疗

包括纠正水、电解质和酸碱平衡紊乱，纠正贫血，控制血磷，防治心血管并发症等。

14. 如何促进尿毒症毒素从肠道排出

通过结合肠道毒素、促进肠蠕动等方式达到促进尿毒症毒素从肠道排泄的作用。临床常用的有大黄制剂或采用高位结肠透析的治疗方式。

15. 肾替代治疗是什么

包括血液净化治疗及肾移植，其中血液净化治疗的主要方式包括血液透析、血液滤过及腹膜透析。患者 eGFR 下降至 $5 \sim 10mL/（min \cdot 1.73m^2）$ 时可以开始血液净化治疗，有如下表现时需紧急透析治疗：①难以纠正的高钾血症，血钾＞6.5mmol/L；②难以控制的进展性代谢性酸中毒，pH＜7.2；③难以控制的水潴留，合并充血性心力衰竭及急性肺水肿；④尿毒症性心包炎；⑤尿毒症脑病和进展性神经病变，如精神恍惚、嗜睡、抽搐等。

16. 慢性肾脏病自我保健要点有哪些

（1）自身管理。加强自我管理（包括提供血压、戒烟、运动、饮食和用药信息）。

（2）肾功能及并发症的监测。患者至少每年需评估1次eGFR和尿白蛋白水平，eGFR水平一定范围内波动并不代表慢性肾脏病进展，慢性肾脏病进展是指慢性肾脏病分期下降，如由3期进展到4期，明确的eGFR下降是指eGFR水平较基线下降至少25%，慢性肾脏病快速进展是指eGFR每年以5mL/（min·1.73m^2）的速度下降，随着慢性肾脏病进展风险与速度的增加，肾功能评估及专科随访的频次也需增加，以便查找慢性肾功能不全进展的可逆性因素（如血糖、血脂、血压的波动，肥胖，心血管疾病，肾毒性药物暴露等）。

（3）血红蛋白（Hb）水平的监测。对于尚不合并贫血的患者，血红蛋白水平监测次数如下：CKD3期至少每年监测1次，CKD 4~5期非透析患者至少每年监测2次，CKD5期血液透析或腹膜透析患者至少每3个月监测1次。对于已经合并贫血的患者、CKD 3~5期非透析患者及CKD5期腹膜透析患者至少每3个月监测1次，CKD5期血液透析患者至少每月监测1次。

17. 慢性肾脏病用药注意事项有哪些

（1）慢性肾脏病末期的患者经常会用到促红细胞生成素，

注意此药物需要放在冰箱内进行冷藏保存。

（2）使用复方 α–酮酸片的患者，建议用餐期间整片吞服。

（3）在使用激素类用药时，一定要遵医嘱严格执行药物的剂量，不能随意增减或任意停止用药。同时，也需要了解激素的不良反应，注意预防感染发生。

第十三节 糖尿病

1. 什么是糖尿病

糖尿病是以慢性高血糖为特征的一组异质性代谢性疾病。糖尿病的基本病理生理改变为胰岛素分泌缺陷和（或）胰岛素作用障碍（胰岛素抵抗）；基本疾病特征是慢性高血糖伴碳水化合物、蛋白质、脂肪代谢障碍。长期血糖升高引起以广泛性大、小血管病变为特征的慢性并发症可导致器官、组织功能障碍、衰竭甚至死亡，增加患者的致残率、死亡率。

2. 糖尿病都有哪些类型

根据胰岛 β 细胞损伤发生的原因和疾病发展过程及临床特点，世界卫生组织将糖尿病分为 4 大类。

（1）1 型糖尿病：又名胰岛素依赖型糖尿病，是胰岛 β 细胞发生自身免疫破坏，常导致胰岛素绝对缺乏而引起营养物质代谢性异常疾病，占临床上糖尿病的 5%。

（2）2 型糖尿病：又名非胰岛素依赖型糖尿病，其特点是人体自身能够产生胰岛素，但细胞无法对其作出反应，使胰岛素的效果大打折扣。通常主要是由于胰岛素抵抗，合并有相对性胰岛素分泌不足所致的一类疾病，可发生在任何年龄，但多见于成人，常在40岁以后起病，起病多隐匿，症状相对较轻，易被患者忽视。有胰岛素抵抗为主伴分泌不足和胰岛素分泌不足伴抵抗两类。

（3）妊娠糖尿病：是指怀孕时，孕妇体内糖代谢指标异常导致的疾病，多属于正常现象，因为怀孕时，女性的身体代谢较低，所以就会引发该病。但是应及时采用合理的方法控制，防止疾病加重影响孕妇和胎儿的健康。

（4）特殊类型糖尿病：病因包括胰岛细胞功能基因异常、胰岛素受体基因异常、胰腺疾病、相关内分泌疾病、药物或化学制剂所致、感染、少见型免疫调节糖尿病。

所有类型中，2型糖尿病最为常见，且以老年人群居多。

3. 糖尿病有什么表现

典型的糖尿病临床表现是"三多一少"，即多饮、多尿、多食和体重减轻，这些症状在1型糖尿病中较为常见。以胰岛素分泌相对不足的2型糖尿病常少有典型的"三多一少"症状，而老年2型糖尿病起病多较为隐匿，开始多以餐后血糖升高为主，有时伴有皮肤瘙痒、皮肤干燥、饥饿、视物不清、疲倦等症状，所以有以上症状的要警惕是否为血糖升高引起。

4. 糖尿病的慢性并发症有哪些

糖尿病的慢性并发症是糖尿病致死、致残的重要原因，严重影响糖尿病患者的生活质量，主要由血糖、血脂、血压异常等因素共同损害血管、神经引起。

（1）微血管并发症：主要有糖尿病肾病、糖尿病视网膜病变。

（2）大血管并发症：是指所有血管发生大动脉粥样硬化的并发症，主要包括脑动脉硬化、冠状动脉粥样硬化以及肾动脉粥样硬化等。

（3）神经系统并发症：主要有糖尿病的周围神经病变，表现为肢体麻木、疼痛、无力等症状。

（4）糖尿病的自主神经病变：表现为胃肠轻瘫，患者出现腹泻，或者便秘等复杂的临床症状。

（5）糖尿病足：主要在血管和神经病变的基础上，糖尿病患者的脚发生损伤、破溃，从而合并出现感染，即发生糖尿病足，这是发生糖尿病致残的一个重要并发症。

5. 糖尿病的急性并发症有哪些

（1）糖尿病酮症酸中毒（DKA）：血糖控制差、突然停止降糖药物治疗、感染、外伤、饮食不当、胃肠疾病、创伤、手术、急性心脑血管病变等应激情况是诱发因素。主要表现有多尿、烦渴多饮、食欲减退、恶心呕吐、呼吸深快、呼气中有烂苹果味（丙酮气味）。严重者可出现脱水症状，血压下降、四肢厥冷，甚至出现意识障碍、昏迷。少数患者可有广泛性急性腹痛，伴腹肌紧张及肠鸣音减弱，易误诊为急腹症。此并发症会危及生命，必须马上到医院抢救。

（2）糖尿病高渗性高血糖综合征（HHS）：以严重失水、高血糖、高血渗透压、较轻或无酮症、伴不同程度的神经系统异常为临床特征，死亡率很高。诱因包括两方面：引起血糖增高的因素，如静脉输注高渗糖、各种感染及应激状态、糖皮质激素的使用等；引起脱水的因素，包括利尿药的使用、呕吐、腹泻等。此并发症现在已经较为少见，但危及生命，必须马上抢救。

（3）低血糖：相比以上两种急性并发症，低血糖更为常见也更为危险，甚至危及生命。糖尿病患者在使用药物降糖治疗期间，低血糖的诊断标准为血糖＜3.9mmol/L，当血糖＜3.0mmol/L时会出现神经系统障碍和认知功能障碍，如低血糖得不到纠正而进一步下降就会危及生命。糖尿病患者的低血糖风险因素包括：糖尿病病程长、低血糖病史、使用胰岛素和某些磺胺类药物治疗时饮食减少或活动量增加、腹泻、酗酒和空腹饮酒、肝肾功能损害、多重用药、认知功能障碍等。低血糖对机体的损害非常大，且并非一过性的，会对凝血系统、血管系统、神经系统产生长期不良影响，引发心律不齐、心肌梗死、跌倒、昏迷甚至死亡，显著增加阿尔茨海默病的发病率。特别要注意老年糖尿病患者，他们对低血糖的感知力及对严重低血糖的耐受力都更差，低血糖的典型症状为饥饿、心慌、出汗、手抖等，老年患者这些症状有时不典型，常表现为非特异性神经、精神症状，尤其是眩晕、定向障碍、跌倒或突发行为改变等，在老年人出现跌倒、突发行为异常时，应该想到低血糖的可能。糖尿病患者发现低血糖需立即纠正。意识清楚者要立即吃含 15～20g 糖类的食物（最好选择能快速升糖的葡萄糖），有意识障碍的患者无法进食，要给予 50% 葡萄糖液 20～40mL 静脉注射。过 15 分钟之后，再次检测血糖，根据血糖数值进行相应的处理。如果血糖仍然 ≤ 3.9mmol/L，再给予 15g 葡萄糖；如果血糖仍 ≤ 3.0mmol/L，继续给予 50% 葡萄糖 60mL 静脉注射；如果血糖已经在 3.9mmol/L 以上，但距离下一餐时间在 1 小时以上，给予含淀粉或蛋白质类食物。纠正低血糖切记要持续监测血糖直至恢复正常，不可补糖治疗后看症状缓解就不管了，这样非常危险。

6. 怎么确定自己患有糖尿病

存在多尿、多饮、多食、体重减轻等典型糖尿病症状，并且空腹血糖（FPG）≥ 7.0mmol/L，或随机血糖 ≥ 11.1mmol/L，或口服葡萄糖耐量试验（OGTT）2h 血糖 ≥ 11.1mmol/L，或糖化血红蛋白（HbA1c）≥ 6.5%，若无典型糖尿病症状者，需择期复查，如血液化验结果仍达到上述标准也可确诊。

7. 糖尿病的治疗原则是什么

获益大于风险、安全第一、四早（早预防、早诊断、早治疗、早获益）、尊重患者意愿。

8. 糖尿病的治疗目标是什么

通过各种手段控制糖尿病患者的血糖，同时控制血压异常、血脂紊乱，预防、延缓糖尿病的急、慢性并发症。主要措施为糖尿病教育、血糖监测、生活方式干预（包括饮食、运动）、药物治疗。老年糖尿病患者异质性大，血糖管理尤其需要强调个体化，在全面评估、权衡利弊后制订以患者为中心的个体化血糖控制目标及综合治疗与管理措施，确保患者安全获益。不能简单追求血糖指标的正常，要充分权衡利弊，保证获益大于风险、安全第一，严防低血糖的发生，注意药物对体重的影响，以及药物对心血管方面的安全性等，在尽量保证生活质量的前提下延年益寿，力争在生命的质和量上保持与非糖尿病患者相似的水平（见表 2-6）。

表2-6 老年糖尿病患者血糖控制目标

血糖检测指标	未使用低血糖风险较高药物			使用低血糖风险较高药物		
	良好	中等	差	良好	中等	差
HbAlc（%）	< 7.0	< 8.0	< 8.5	6.5 ~ 7.5	7.5 ~ 8.0	8.0 ~ 8.5
空腹或餐前血糖	5.0 ~ 7.2	5.0 ~ 8.3	5.6 ~ 8.3	5.0 ~ 8.3	5.6 ~ 8.3	5.6 ~ 10.0
睡前血糖	5.0 ~ 8.3	5.6 ~ 10.0	6.1 ~ 11.1	5.6 ~ 10.0	8.3 ~ 10.0	8.3 ~ 13.9

糖尿病患者控制血糖，除了点血糖和 HbAlc，还要关注血糖波动情况。如果 HbAlc 达标，但血糖波动明显，也会增加患慢性并发症的风险。研究表明，明显的血糖波动对于糖尿病慢性并发症的危害甚至比持续性高血糖还严重，血糖波动与大血管并发症和微血管并发症都密切相关。餐后血糖波动幅度用三餐后 2 小时的血糖与其相应餐前血糖差值来计算平均值，应小于 2.2mmol/L。

9. 如何对糖尿病患者进行指导教育

患者应该知晓糖尿病防治知识，充分了解自身的疾病状况，与医生共同制订合理的血糖、血压、血脂的控制目标，深刻认识糖尿病并发症的危害，以便加强自我管理，更好地配合治疗。

10. 糖尿病患者如何进行血糖监测

（1）点血糖的监测。①空腹血糖（FPG）：至少8小时未进食后测的血糖，可了解机体基础胰岛素的作用和肝胰岛素的敏感性，是全天血糖的基础。②餐前血糖：餐前通常是低血糖的易发时段，了解餐前血糖对预防低血糖的发生具有重要意义，也有助于判断下餐后血糖值。③餐后2小时血糖（PG）：反映机体较高血糖状况，对预防高血糖具有重要意义。④睡前血糖：可以预测夜间血糖的变化，对预防夜间低血糖意义重大。⑤夜间2～3时血糖：判断有无夜间低血糖，帮助判断晨起高血糖的原因是黎明现象还是苏木杰效应（低血糖后的高血糖反应）。⑥随机血糖：任何时刻的血糖。

（2）线血糖的监测。回顾性动态血糖监测系统（CGMS）可以每5分钟监测一次组织液中的葡萄糖含量，并自动将其转换为相应血糖值，动态了解患者全天的血糖变化曲线。实时动态血糖监测系统可以实时显示血糖值和血糖变化趋势，并可以提供高低血糖报警，使血糖控制更为安全、快捷，并且可以很好地监测血糖的波动情况，对患者制订个性化的饮食方案也很有帮助。

（3）面血糖的监测。糖化血红蛋白（HbA1c）可反映取血前8～12周的平均血糖水平。HbA1c与糖尿病的并发症具有密切关系，是评价糖尿病血糖控制状态的金标准。美国已经将该指标作为糖尿病的诊断标准之一。目前，国内外权威指南一致将HbA1c是否达标作为调整治疗方案的"金标准"。

11. 糖尿病患者的生活方式干预措施有哪些

包括饮食和运动两个方面，也就是我们常说的"管住嘴、迈开腿"，饮食和运动治疗贯穿糖尿病治疗的始终。饮食原则是保证所需热量供给、合理饮食结构（适当限制甜食，多进食能量密度高且富含膳食纤维、血糖指数低的食物）和进餐模式（少吃多餐、慢吃、后吃主食）。其中，碳水化合物供能应占 50% ~ 60%；没有肾病限制时，蛋白质的摄入量应为 1.0 ~ 1.3g/（kg·d），推荐以蛋、奶制品、动物肉类和大豆蛋白等优质蛋白为主。膳食纤维方面，按照美国糖尿病学会（ADA）推荐的摄入量为 14g/（1000kcal·d）。老年糖尿病患者运动治疗前首先需要进行运动安全性的评估，避免运动伤害。在充分考虑可行性和可持久性的基础上提倡餐后的适量活动与每周 3 ~ 4 次的体能锻炼相结合，做到运动前热身、运动后放松及持之以恒。此外，每周 2 ~ 3 次的抗阻力运动，如举重物、抬腿保持等，还可以帮助老年患者延缓肌肉的流失。对于肥胖的老年糖尿病患者可以通过适当增加有氧运动以消耗脂肪储存。

12. 糖尿病非胰岛素药物治疗方法有哪些

主要包括以下 5 大类：

（1）胰岛素增敏剂：双胍类（二甲双胍）、噻唑烷二酮类（罗格列酮）。

（2）胰岛素促泌剂：磺胺类（格列齐特）、格列奈类（瑞格列奈）。

（3）基于肠促胰素的治疗：DPP-4 抑制剂（沙格列汀、西格列汀）、GLP-1 受体激动剂，皮下注射（司美格鲁肽、利拉鲁肽、度拉糖肽）。

（4）延缓碳水化合物肠道吸收：α - 糖苷酶抑制剂（阿卡波糖）。

（5）增加尿液中葡萄糖排泄：SGLT-2 抑制剂（达格列净）。

这些口服降糖药物各有优点和不足，要充分了解这些药物的主要不良反应和服用方法，以便制订个性化的用药方案（见表 2-7、表 2-8、表 2-9）。

表 2-7　常用药物疗效比较

类别	降低 HbA1c	体重改变	低血糖
二甲双胍	1.0%～1.5%	降低	无
磺胺类	1.0%～1.5%	增加	有
噻唑烷二酮类	1.0%～1.5%	增加	无
格列奈类	0.05%～1.5%	增加	有
α - 糖苷酶抑制剂	1.0%～1.5%	降低	无
GLP-1 受体激动剂	0.5%～0.8%	降低	无
DPP-4 抑制剂	0.4%～0.9%	中性	无
SGLT-2 抑制剂	0.5%～1.0%	降低	无

表2-8　常用药物使用注意事项

药物	注意事项
α-糖苷酶抑制剂	胃肠道反应
磺胺类	磺胺过敏者禁用
二甲双胍	胃肠道反应：维生素 B_{12} 吸收不良
格列奈类	刺激胰岛素的早时相分泌，半衰期短
噻唑烷二酮类	心力衰竭（NYHA 心功能分级 2 级以上）、严重骨质疏松及骨折史禁用
DPP-4 抑制剂	沙格列汀会增加心血管风险
GLP-1 受体激动剂	甲状腺髓样癌、胰腺炎患者禁用
SGLT-2 抑制剂	泌尿系统感染患者禁用
胰岛素	各类胰岛素的使用时间及使用频次

表2-9　常用药物的合理用药时间

药物	注意事项
α-糖苷酶抑制剂	阿卡波糖：第一口饭嚼服 伏格列波糖：餐前（服药后即刻进餐）
磺胺类	餐前（短效：格列吡嗪、格列齐特、格列喹酮） 餐前/餐后（格列苯脲、缓释片）
双胍类	普通片：进餐时或餐后立即服用 肠溶片：餐前服用
格列奈类	餐前 30 分钟内（瑞格列奈） 餐前 15 分钟内（那格列奈）
噻唑烷二酮类	餐前/餐后/餐时
DPP-4 抑制剂	餐前/餐后/餐时

续表

药物	注意事项
GLP-1 受体激动剂	餐前 60 分钟内注射（艾塞那肽） 任意时间注射（利拉鲁肽、司美格鲁肽）
SGLT-2 抑制剂	每日 1 次，晨服（空腹或餐后）
短效人胰岛素及含有短效人胰岛素的预混胰岛素	餐前 30 分钟
速效人胰岛素类似物及含有速效人胰岛素类似物的预混胰岛素	餐前 10 分钟或打完后立即吃饭
长效胰岛素	晚上睡前 1 次（偶有早晨和晚上睡前各 1 次）

降糖药物使用策略：无论采取何种联合治疗方案，生活方式的干预都是基础。应首先综合评估患者的健康状况，制订个体化的血糖控制目标，然后结合药品的具体特点选择不同的联合治疗方案。确定降糖方案后，应严格执行，并做好监测和复查。

13. 糖尿病患者如何进行胰岛素治疗

起始胰岛素治疗时，首选基础胰岛素（如德谷胰岛素），因其作用时间更长，血糖控制更平稳，低血糖风险低，一次注射可覆盖全天，有效地控制空腹血糖和餐前血糖。起始剂量

0.1～0.3U/（kg·d），推荐早上注射，以减少低血糖发生风险，根据空腹血糖水平，每3～5天调整一次剂量，直至空腹血糖达到预定目标。空腹血糖达标，但HbAlc不达标时，应重点关注餐后血糖，必要时加用餐时胰岛素。

14. 糖尿病患者自我保健要点有哪些

（1）合理膳食。应在医生的指导下制订科学的食谱，控制主食，如米、面及淀粉类食物，忌食糖和糕点，有饥饿感者，可增加副食，如豆制品、乳类、肉类等，多吃些新鲜蔬菜，以满足机体需要。

（2）戒除不良生活习惯。在各类不良生活习惯中，烟酒是最为严重的。长期饮酒会使糖尿病难以控制，病情加重，酒中的乙醇能直接损坏胰腺，使原本受损害的胰腺功能再受打击，难以恢复。香烟中的尼古丁刺激肾上腺素的分泌，可使血糖升高，使血小板黏着性增加，促使动脉硬化。吸烟的糖尿病患者，肾病发生率是非吸烟者的2倍，可见烟酒对糖尿病患者百害而无益，应严格戒烟忌酒。

（3）适当运动。糖尿病患者应该进行运动，运动可以起到类似胰岛素作用，有助于减少肥胖，控制血糖。运动时间可选择在餐后一小时，以避免低血糖发生。每次运动30分钟左右，运动可选择做操、走路、打拳、跳舞等。

（4）规范治疗。严格按照糖尿病专科医生规范的治疗方案，坚持按时服药、终生服药，不可随意停药。治疗要强调血糖"达标"，就是糖化血红蛋白控制在 6.5% 以下，老年人可低于 7%。还有一点，就是不能以保健品来代替药品。有些保健品宣传可以降低血糖，患者听信了，于是停服降糖药改服保健品，这是错误的做法。

（5）避免感染。很多疾病发生并发症多是因感染酿成的。例如，呼吸道、皮肤、尿路感染等是糖尿病常见的并发症，乃至成为危及生命的原因。故应留意皮肤的清洁卫生，要经常洗澡，皮肤破损、疖肿、毛囊炎应及时治疗；注意口腔卫生，持续早晚、饭后刷牙漱口，患有口腔疾病的患者应尽早治疗。

（6）预防糖尿病足。糖尿病足是属于糖尿病的周围神经及血管病变，尤其是周围血管病变导致足部的血液循环障碍，引起足部缺血、缺氧导致肌肉、细胞、组织坏死，形成糖尿病足，属于糖尿病的晚期并发症，如不及时予以治疗，会导致整个足部坏死，最终需要截肢。所以，预防糖尿病足需要患者做到：①控制好血糖、体重，戒烟酒，对于足部小的溃疡要及时就诊，让医生帮助处理；②不宜久泡脚，水温尽量控制在37℃左右，洗脚时尽量避免选用高致敏的洗液；③擦脚时尽可能选用棉质白色的毛巾，对于脚部干燥的患者，建议使用保湿液或者保湿的油进行护理；④剪趾甲时，尽可能与趾尖平齐，避免斜剪，最好由家人完成，不要剪入过深，一旦趾甲嵌入肉中，请及时就医；⑤要做好自我检查，检查自己脚的温度、颜色、痛觉；⑥要选合适的鞋，鞋头部应宽大，避免挤脚，不要让脚在鞋中有压迫感；⑦如果脚上有老茧、鸡眼、足癣时，要及时就医，让医生给予正确的建议；⑧运动时尽可能避免久站，避免剧烈的运动，尽可能进行非负重的运动，如骑自行车、游泳等。

（7）严防低血糖。糖尿病病程长、低血糖病史、使用胰岛素和某些磺胺类药物治疗时饮食减少或活动量增加、腹泻、酗酒和空腹饮酒、肝肾功能损害、多重用药等患者要警惕低血糖的发生，熟知低血糖的症状表现，随身携带糖果等，一旦有低血糖发生须马上自救并寻求医生帮助。

15. 糖尿病用药注意事项有哪些

（1）严格遵医嘱用药，不可随意停药或随意调整剂量，特别是胰岛素，以免引起低血糖。

（2）降糖新药层出不穷，各有利弊，适合自己的才是最好的，在药物选择上不必刻意求"新"、求"贵"。

（3）注意用药的时间和方法，如磺脲药类在饭前半小时服，双胍类在餐中或饭后服，α-糖苷酶抑制剂在开始进餐前即刻吞服或进餐时随饭嚼碎服下等。

第十四节　高尿酸血症和痛风

1. 什么是高尿酸血症和痛风

高尿酸血症与痛风是嘌呤代谢障碍引起的代谢性疾病，但痛风发病有明显的异质性，除高尿酸血症可表现为急性关节炎、痛风石、慢性关节炎、关节畸形、慢性间质性肾炎和尿酸性尿路结石。高尿酸血症患者只有出现上述临床表现时，才称为痛风。

2. 高尿酸血症和痛风都有哪些类型

根据发病原因，可分为原发性和继发性两种类型。

（1）原发性高尿酸血症和痛风。与遗传因素和环境因素有关，发病原因不清，其诊断需建立在排除其他疾病基础之上。

（2）继发性高尿酸血症和痛风。①引起体内尿酸生成过多的疾病，如血液系统疾病（真性红细胞增多症、白血病、淋巴瘤进展期）、其他系统恶性肿瘤化疗后、严重外伤、挤压伤、大手术后；②引起肾尿酸排出减少的疾病，如重症高血压、子痫致肾血流量减少影响尿酸的滤过，任何原因引起的肾衰竭，先天性肾小管功能异常（如范科尼综合征、巴特综合征等）；③影响肾小管分泌尿酸的代谢异常，如酒精中毒、饥饿过度、酮症酸中毒、乳酸酸中毒等；④影响血液尿酸浓度变化的因素，如长期用利尿药治疗，重度肾前性脱水，使血液浓缩增加血液尿酸浓度。

3. 原发性高尿酸血症和痛风有什么表现

（1）无症状期。仅有波动性或持续性高尿酸血症，从血尿酸增高至症状出现的时间可长达数年至数十年，有些可终生不出现症状。

（2）急性关节炎期。常有以下特点：①多在午夜或清晨突然发病、多呈剧痛，数小时内出现受累关节的红、肿、热、痛和功能障碍、单侧足趾及第一跖趾关节最常见，其余依次为踝、膝、腕、指、肘；②秋水仙碱治疗后，关节炎症状可以迅速缓解；③发热；④初次发作常呈自限性，数日内自行缓解，此时受累关节局部皮肤出现脱屑和瘙痒，为本病特有的表现；⑤可伴高尿酸血症，但部分患者急性发作时血尿酸水平正常；⑥关节腔滑囊液偏振光显微镜检查可见双折光的针形尿酸盐结晶，是确诊本病的依据。暴饮暴食、饮酒过量、劳累、感染、外伤、手术、创伤、关节周围受压、鞋履不合适等均可为诱发因素。

（3）痛风石及慢性关节炎期。长期高尿酸血症未能纠正，尿酸盐结晶可广泛沉积于关节软骨、滑膜、韧带、皮下、肾，逐渐形成尿酸盐结石，也就是痛风石，重则影响沉积组织的生理功能。痛风石是痛风的特征性临床表现，常见于耳轮、跖趾、指间和掌指关节，常为多关节受累，且多见于关节远端，表现为关节肿胀、僵硬、畸形及周围组织的纤维化和变性，严重时患处皮肤发亮、变薄，破溃后有豆渣样的白色物质排出。部分已形成的痛风石在血尿酸得到控制后，尚能消融、缩小，甚至完全消失，此为痛风性结石较为特殊的转归。反复多次急性关节炎发作引起的关节组织纤维化及痛风石在关节软骨、滑膜、韧带的沉积，使病变关节逐渐破坏变形，失去运动功能。趾、指间关节，踝、膝、腕关节易受累。

（4）肾脏病变。包括痛风性肾病和尿酸性肾结石病。①痛风性肾病由尿酸盐结晶在肾脏内沉积引起，起病隐匿，早期仅有间歇性蛋白尿，随着病情的发展而呈持续性。伴有肾浓缩功能受损时夜尿增多，晚期可发生肾功能不全，表现为水肿、高血压、血尿素氮和肌酐升高。少数患者表现为急性肾衰竭，出现少尿或无尿，最初 24 小时尿酸排出增加。②尿酸性肾结石病，10%～25% 的痛风患者肾有尿酸结石，呈泥沙样，常无症状，结石较大者可发生肾绞痛、血尿。当结石引起梗阻时导致肾积水、肾盂肾炎、肾积脓或肾周围炎，感染可加速结石的增长和肾实质的损害。

4. 继发性高尿酸血症和痛风有什么表现

在发生高尿酸血症前多为继发病的临床特征。除因先天性肾小管功能异常和慢性肾衰竭所致继发性痛风起病缓慢，多起病较急。以高尿酸血症和大量尿酸盐在肾小管内沉积引起急性肾衰竭为多见，血尿酸浓度可大于 1mmol/L，尿液中尿酸明显增多，尿沉渣中可见大量尿酸盐结晶，偶可见镜下或肉眼血尿。患者可有尿痛、腰背痛，恶心、呕吐，少尿或无尿等症状。测定患者尿素氮、肌酐均可进行性升高，尿中尿酸/肌酐 > 1 有助于诊断。

5. 怎么确定自己患有高尿酸血症和痛风

日常饮食下，非同日 2 次查血尿酸 ≥ 420μmol/L，可诊断为高尿酸血症。中老年男性如出现特征性关节炎表现、尿路结石或肾绞痛发作，伴有高尿酸血症应考虑痛风。关节液穿刺或痛风石活检证实为尿酸盐结晶可做出诊断。X 线检查、CT 或 MRI 扫描对明确诊断具有一定的价值。急性关节炎期诊断有困难者，秋水仙碱试验性治疗有诊断意义。

6. 高尿酸血症和痛风的治疗方式有哪些

包括生活方式干预、降尿酸药物治疗和并发症及伴发疾病的综合治疗。

7. 高尿酸血症和痛风的生活方式干预措施有哪些

　　建议所有高尿酸血症与痛风患者保持健康的生活方式，包括控制体重、规律运动；限制酒精及高嘌呤食物（见表2-10）、高果糖食物的摄入；鼓励奶制品和新鲜蔬菜的摄入及多饮水；不推荐也不限制豆制品（如豆腐）的摄入。建议所有高尿酸血症与痛风患者知晓并终生关注血尿酸水平的影响因素，始终将血尿酸水平控制在理想范围。建议所有高尿酸血症与痛风患者都应了解疾病可能出现的危害，定期筛查与监测靶器官损害和控制相关并发症。

表 2-10　常用食物嘌呤含量表（mg/100g 食物）

食物类别	食物名称	嘌呤含量	食物名称	嘌呤含量	食物名称	嘌呤含量
谷薯类	面粉	17.1	糙米	22.4	大米	18.1
	燕麦	30.0	米粉	11.1	糯米	17.7
	麦片	24.4	玉米	9.4	白薯	2.4
	土豆	5.6	小米	6.1	栗子	16.4
豆类	豌豆	75.7	黄豆	166.5	黑豆	137.4
	红豆	53.2	绿豆	75.1	大豆	27.0
	扁豆	54.0	豆干	66.6	花豆	57.0
干果类	花生	32.4	瓜子	24.5	黑芝麻	57.0
	核桃	8.4	大棒果	9.8	—	—

续表

食物类别	食物名称	嘌呤含量	食物名称	嘌呤含量	食物名称	嘌呤含量
蔬菜类	苦瓜	11.3	南瓜	2.8	冬瓜	2.8
	丝瓜	11.4	黄瓜	3.3	瓢瓜	2.8
	青菜叶	14.5	茼蒿	33.4	卷心菜	12.4
	番茄	4.2	西葫芦	7.2	茄子	14.3
	空心菜	17.5	芥蓝	18.5	菠菜	23.0
	生菜	3.0	白菜	5.0	圆白菜	2.0
	豆芽菜	14.6	四季豆	29.7	龙须菜	8.0
	胡萝卜	8.0	萝卜	7.5	荷兰芹菜	17.3
	芥菜	12.4	芹菜	10.3	菜花	20.0
	洋葱头	1.4	青椒	8.7	蒜头	8.7
	姜	5.3	青葱	4.7	蘑菇	28.4
	韭菜	25.0	木耳	8.8	—	—
水果类	苹果	0.9	梨	0.9	西瓜	1.1
	桃	1.3	香蕉	1.2	草莓	5.1
	橘	2.2	橙	1.9	黑李	1.4
	杏	0.1	葡萄	0.5	大枣	8.2
鱼虾类	虾	137.7	龙虾	22.0	蟹	26.0
	黑鲳鱼	140.6	白鲳鱼	238.0	白带鱼	291.0
	鳗鱼	113.1	鲢鱼	202.4	草鱼	140.2
	鳜鱼	24.0	枪鱼	45.0	鲤鱼	137.1
	鳝鱼	92.8	凤尾鱼	363.0	沙丁鱼	295.0
	海蜇皮	9.3	海参	4.2	小鱼干	1638.9
	蛤蜊	316.0	牡蛎	239.0	海藻	44.2

食物类别	食物名称	嘌呤含量	食物名称	嘌呤含量	食物名称	嘌呤含量
禽蛋类	鸡	140.0	鸭	148.0	鹅	135.0
	鸽子	143.0	鸡蛋	3.0	鸭蛋	4.0
畜肉类	猪肉	122.5	牛肉	83.7	羊肉	111.5
	肝	233.0	肾	132.6	肚	132.4
	牛肾	200.0	脑	195.0	小肠	262.2
其他	牛奶	1.4	奶粉	15.7	咖啡	1.2
	茶	2.8	蜂蜜	3.2	可可	1.9

8. **高尿酸血症和痛风降尿酸治疗的指征是什么**

强烈推荐：有超过 1 处的皮下痛风石；有证据表明存在痛风引起的影像学破坏；频繁发作（≥ 2 次 / 年）的痛风。

推荐：以往曾发作一次以上痛风，但属于非频繁发作（＜ 2 次 / 年）。

首次发作的痛风患者，且有以下并发症：慢性肾脏病CKD3 期以上、血尿酸 ≥ 540 μmol/L、存在泌尿系结石。

痛风急性发作患者一旦决定降尿酸治疗，推荐立即开始药物降尿酸治疗，而无须等待痛风发作缓解。既往国内外诊疗指南均推荐急性发作缓解后再开始降尿酸治疗，一是担心急性期降尿酸治疗可能会加重炎症反应，二是担心患者依从性差。最新国内外研究结果显示，急性期小剂量降尿酸治疗不会加重疼痛或延长痛风疼痛时间，可缩短血尿酸达到目标值的时间，还能降低后期慢性肾脏损伤的风险，并且急性期小剂量起始降尿酸治疗与急性期病情缓解后起始降尿酸治疗相比，依从性无显著差异。

9. 高尿酸血症和痛风血尿酸控制目标是什么

推荐无限期使用降尿酸药物，当血尿酸 ≤ 300 μmol/L 时，可以预防尿酸盐结晶的进一步形成，同时消除现有的结晶。经过几年的成功降尿酸治疗，当痛风石已消除且患者仍然无症状时，可以调整血尿酸控制目标为 < 360 μmol/L。

10. 高尿酸血症和痛风的药物治疗方法有哪些

（1）黄嘌呤氧化酶抑制剂，为抑制尿酸生成药物。①别嘌呤醇：治疗剂量为口服 100 ~ 200mg，每日 1 ~ 3 次，症状改善或血尿酸降至正常后可逐渐减为维持量 50 ~ 100mg/d。②非布司他：起始剂量 20mg/d，2 ~ 3 周后可增加 20mg/d 至最大剂量为 80mg/d，合并心脑血管疾病的老年人应谨慎使用。CKD4–5 期降尿酸药物优先考虑非布司他，最大剂量 40mg/d。

（2）尿酸排泄药物。降尿酸治疗不推荐首选促尿酸排泄药物。目前，较为常用的促尿酸排泄药物有苯溴马隆、丙磺舒等，适用于血尿酸高，尿酸排量 < 3.6mmol/d（< 600mg/d）

的痛风患者，应注意大量饮水和通过食用碱性食物碱化尿液。①苯溴马隆起始剂量25mg/d，2~4周可增加25mg/d，最大剂量100mg/d，禁用于肾结石患者，慎用于合并慢性肝病患者。②丙磺舒建议从小剂量开始（500mg qd或bid），逐步递增。③重组尿酸氧化酶制剂。聚乙二醇重组尿酸氧化酶用于难治性痛风的降尿酸治疗。④碱化尿液。目前，国外最新指南不推荐使用药物碱化尿液，可以使用碱性食物碱化尿液。因为一般药物碱化尿液都是使用碳酸氢钠，从而增加了钠的摄入。高钠的摄入不仅增加了尿钙的输出，而且增加尿pH值（碱化尿液），导致的结果是显著增加了肾脏的钙盐结石。

11. 急性痛风发作管理措施有哪些

痛风急性发作期，强烈建议使用口服秋水仙碱、非甾体抗炎药（NSAIDs）或糖皮质激素（口服、关节注射或肌肉注射）作为一线方案。当口服秋水仙碱时，强烈建议小剂量治疗，秋水仙碱推荐的用法用量为：起始负荷剂量为1.0mg口服，1小时后追加0.5mg，12小时后按照0.5mg口服1~3次/日。主要不良反应为胃肠道反应和肝毒性，首次用药者需在3~5天监测转氨酶，一般首次、中大剂量治疗时肝功能正常，其后服用也不会再影响肝功能。如首次有与此药相关的肝功能异常，以后不宜再用。也可应用NSAIDs，包括：

（1）吲哚美辛（消炎痛），片剂25~50mg，每日3~4次，口服，注意胃肠道反应，有消化道出血倾向者忌用。吲哚美辛栓剂 50 ~ 100mg，纳肛，每晚 1 次，胃肠道反应小，易于耐受。1% 吲哚美辛乳膏剂，红肿关节外涂。

（2）布洛芬缓释胶囊，0.2 ~ 0.4g，3 ~ 4 次 / 日，作用维持时间较长，对肾功能无明显影响，胃肠道反应较轻。

（3）双氯芬酸（扶他林）片剂 25mg，每日 3 次；栓剂 50mg，每晚纳肛 1 次；注射剂每支 75mg 肌内注射，每日 1 次；1% 双氯芬酸乳胶剂，红肿关节处外涂。该药有轻度胃肠道反应，肝、肾功能受损或有消化道溃疡史者慎用。痛风急性发作期，患者对抗感染治疗耐受差或禁忌时，推荐使用泼尼松（10mg，每日 2 ~ 3 次，症状缓解后逐渐减量）或地塞米松（静脉给入，2 ~ 5mg/d，连续 2 ~ 3 天可改口服，或换用泼尼松），以减轻组织的炎性反应。推荐局部冰敷治疗痛风的急性发作。

非痛风急性期开始药物降尿酸治疗时，为了防止尿酸波动诱发痛风急性发作，推荐预防性使用秋水仙碱至少 3 个月，可减少痛风的急性发作，秋水仙碱的推荐用量为 0.5 ~ 1.0mg/d。

12. 高尿酸血症和痛风自我保健要点有哪些

（1）低嘌呤膳食。应了解各类食物中嘌呤的含量，然后根据不同的病情设计食谱。痛风急性发作期应严格限制食物嘌呤在 150mg/d 内，禁肉类食品，可选择嘌呤含量很少的食物，如牛奶和鸡蛋；痛风缓解期应供给平衡膳食，仍应禁食嘌呤含量高的食物，有限制地选用嘌呤中等含量的食物，自由进食嘌呤含量低的食物。如食用鸡、鱼和肉类时，在烹调的时候先用宽汤生煮，可使50%左右的嘌呤溶解在汤内，然后弃汤食用，以减少嘌呤的摄入量。

（2）合理控制能量摄入。痛风人群多伴有肥胖、高血压或糖尿病，故应限制能量摄入。肥胖者应减轻体重，并尽可能维持理想体重。不过痛风人群减肥应循序渐进，否则脂肪分解过度会诱发痛风急性发作。

（3）低蛋白质摄入。适量限制蛋白质的摄入量可减少嘌呤的摄取。可以选用牛奶、鸡蛋、精白米、富强粉等嘌呤含量较低的食物。但发生痛风性肾病时需要再行制订严格的饮食方案。

（4）低脂饮食。痛风患者常伴肥胖和高脂血症，高脂饮食会减少尿酸排出，故应限制脂肪的摄入量。

（5）碳水化合物应作为痛风患者能量的主要来源。应减少果糖的摄入，因其可增加尿酸生成。

（6）增加水的摄入。痛风患者应大量饮水，入液量每日维持在2000～3000mL，以利尿液稀释和尿酸排泄。

（7）维生素和矿物质。应供给充足的维生素C和B族维生素。多供给蔬菜、水果等碱性食物，因碱性环境可提高尿酸盐的溶解度，有利于尿酸排出。新鲜蔬菜和水果还富含维生素C，可促进组织内尿酸盐的溶解。

（8）痛风患者常合并高血压，故食盐每日摄入量应在 6g 以下。

（9）禁酒。酒精可造成体内乳酸堆积，乳酸对尿酸的排泄有竞争性抑制作用，故痛风患者应禁酒。

13. 高尿酸血症和痛风患者用药注意事项有哪些

（1）别嘌呤醇几乎全部从肾排出，肾功能不全时需酌情减量。不良反应有过敏性药物热和药疹，我国约 1% 的服药者可发生别嘌呤醇过敏性皮疹，常见为固定性药疹，极少数人可发生严重的剥脱性皮炎、大疱性表皮坏死松解。故用此药应该从小剂量（50mg/d）起始，观察数日无异常后数周内逐渐增加至治疗剂量，出现皮疹即停用。

（2）对于有心血管病史或新发心血管事件，不建议继续使用非布司他，推荐换为其他降血尿酸药物。

第十五节 甲状腺功能异常与结节

1. 甲状腺的主要功能是什么

甲状腺是机体最大的内分泌腺体，其主要功能是合成甲状腺激素，其分泌的甲状腺激素参与脂质代谢、糖代谢等人体重要的生化过程，对机体正常代谢起着至关重要的作用。当甲状腺功能发生异常时，身体从心理到脏器健康都会受到影响。

2. 甲状腺功能异常都有哪些类型

甲状腺功能异常有两种表现：甲状腺功能亢进症和甲状腺功能减退症。

（1）甲状腺功能亢进是指由多种病因导致甲状腺功能亢进，分泌过多甲状腺激素所致的临床综合征。毒性弥漫性甲状腺肿（Graves 病）最常见，起病较缓，导致机体代谢旺盛。

（2）甲状腺功能减退简称甲减，导致机体代谢降低。

3. 什么是甲状腺结节

甲状腺结节是指甲状腺细胞在局部异常生长所引起的散在病变,是内分泌系统的常见病和多发病,分为良性甲状腺结节和恶性甲状腺结节。甲状腺结节可以单发,也可以多发,多发结节比单发结节的发病率高。

4. 甲状腺功能异常与结节有什么表现

(1)甲亢的临床表现有:引起交感神经兴奋,让人激动、兴奋,甚至焦虑、烦躁;促进胃肠蠕动,出现一天解好几次大便的情况;容易导致睡不着或睡眠时间减少;导致汗液、皮脂分泌旺盛,皮肤变得潮湿、多汗;机体代谢水平高,能量消耗大,虽然胃口好,反而体重下降;对心脏的兴奋作用,容易感到心慌,时不时会觉得心脏要跳出来了,或者心脏漏跳了几拍,或者脉搏搏动特别明显;会让人难以集中注意力,这和神经过度兴奋有关;因为代谢快、消耗大,会让人食欲大增;甲状腺肿大引起脖子增粗,甲状腺就位于脖子正前方靠近颈根的部位,严重的时候还会影响发声、吞咽和呼吸;疲乏是甲亢和甲减患者常出现的症状之一,多数甲减患者表示在患病期间容易感觉疲惫;女性月经不调。

(2)甲减的临床表现有:会导致"快乐因子"5-羟色胺分

泌减少，让人情绪低落、郁郁寡欢；会导致肠蠕动减慢而出现便秘；代谢速度会显著减慢，让人昏昏欲睡、无精打采；会导致皮脂分泌减少，皮肤变得干燥、粗糙，同时指甲也会变脆，头发枯黄干燥；会导致身体代谢下降，消耗减少，还会引起水肿，体重增加；可以直接导致性欲下降；会让人反应迟钝、记忆力下降；会影响人的味觉和嗅觉，让食物都尝起来怪怪的；甲状腺肿大导致脖子增粗；疲乏；女性月经不调。

（3）甲状腺结节：如果结节有明显增大，压迫到周围组织，也可出现相应的症状，如声音嘶哑、压气感、呼吸及吞咽困难等。

5. 怎么确定自己患有甲状腺功能异常与结节

医生结合临床表现、甲状腺功能及超声检查结果即可诊断。

6. 甲亢如何治疗

（1）一般治疗。包括：注意休息；补充足够热量和营养、糖、蛋白质和 B 族维生素；失眠较重者可给镇静安眠剂；心悸明显者给 β 受体阻滞剂等。

（2）药物治疗。抗甲状腺的药物主要有丙硫氧嘧啶和甲巯咪唑，适合轻、中度患者，是目前最常用、最安全的方法，治疗时间长（至少要 1.5 ~ 2 年），复发率也较高，年幼、孕妇、年迈体弱或有严重疾病的患者，只能选择此治疗方法。

（3）放射性碘治疗。适合中、重度患者，简单便捷、一般只要喝一次药水即可。适应范围严格；治疗后可能引起甲状腺功能减退（甲减），对药物过敏、药物治疗效果不佳、复发的患者可采用此法治疗。妊娠和哺乳期妇女，以及近期准备怀孕者，禁止使用此法。

（4）手术治疗。药物失败或术后，其他治疗无效时的另一种选择。适用于甲状腺巨大、反复发作或疑有恶变者；妊娠期间一般不提倡接受手术治疗。

7. 甲减如何治疗

原发性临床甲减的治疗目标是甲减的症状和体征消失。在治疗上，《甲状腺功能减退症基层合理用药指南》提出，应从以下两个方面去注意。

（1）一般治疗：注意保暖，避免感染等各种应激状态。有贫血者可补充铁剂、维生素 B_{12} 和叶酸，缺碘者应补碘。

（2）药物治疗：主要采用左甲状腺素单药替代治疗，一般需要终生用药。首选左甲状腺素钠片。

8. 甲状腺结节如何治疗

绝大部分是良性结节，只需随访观察，无须手术。除非结节 > 4cm，影响美观，或即使不到 4cm 却已经有吞咽困难、声音嘶哑等压迫症状。

如果确诊了甲状腺癌，也要看病理类型。甲状腺癌分为乳头状癌、滤泡癌、髓样癌和未分化癌。其恶性程度依次增加，但好在占比依次减少。其中低风险的微小甲状腺乳头状癌风险不高，无须即刻手术，可以选择积极观察。但具体如何处理，需要由专业的医生判断。

对于诊断为恶性及有气管和局部压迫的症状性结节，可行手术切除，但对大多数无症状的良性结节进行定期的超声随访即可。经皮酒精注射或射频消融可用于治疗良性的甲状腺囊性结节。对于核素显像诊断的部分高功能结节或毒性多结节甲状腺肿，也可采用放射性碘治疗。

9. 甲状腺功能异常与结节患者自我保健要点有哪些

甲亢、甲减都需要长期服药，甚至终生服药。要想远离甲状腺异常，需要保持规律作息、戒烟限酒、合理饮食，保持心情愉悦等良好的生活方式。

（1）甲亢。①甲亢患者需要多注意休息，不要过于劳累，同时选择适合自己的饮食结构，保证充足的营养。同时也需要戒烟戒酒，少吃辛辣刺激的食物。②如果是甲亢伴发甲状腺结节，需要忌碘饮食，忌用富碘食物和药物。桥本甲状腺炎伴发的甲状腺结节，因大量碘的摄入会加重甲状腺细胞破坏，故需要低碘饮食。碘的摄入与甲亢患者的病情也是密切相关的。诊断甲亢后不能吃海带、紫菜之类富含碘的食物，平时烧菜也推荐使用无碘盐。不过，妊娠期、哺乳期要取消限碘，否则容易影响孩子的正常生长发育。③生活中，患者需要注意自身的甲亢症状，同时可以学习疾病相关的知识，以便尽早发现症状加重，及时就医，定期复查，按时服药。

（2）甲减。①正常碘饮食，包括食用加碘盐。禁食食物有咖啡、羊肉、奶油、火腿、油菜、卷心菜。推广加碘食盐，但同时也要避免碘过量；尽量避免食用致甲状腺肿的食物，如卷心菜、芜菁、甘蓝、木薯等；避免一些药物对甲状腺的不良作用，如磺胺类、硫脲类药物等；对于甲减的高危人群，建议保持碘营养适量；对于新生儿要做好促甲状腺激素（TSH）检测筛查。②根据甲功化验结果确定是否增加左甲状腺素钠片剂量。

（3）甲状腺结节。对于无功能甲状腺结节，则不宜忌碘，应少吃卷心菜、西蓝花等十字花科食物，以免加重甲状腺结节肿大。

第十六节　阿尔茨海默病

1. 什么是阿尔茨海默病

　　阿尔茨海默病（AD）又叫老年性痴呆，是一种中枢神经系统变性病，起病隐匿，呈慢性进行性病变，是老年期痴呆最常见的一种类型。主要表现为渐进性记忆障碍、认知功能障碍、人格改变及语言障碍等神经精神症状。

2. 阿尔茨海默病都有哪些类型

　　（1）根据认知功能受损的严重程度，分为轻度、中度和重度。

　　（2）根据发病形式，可分为散发性阿尔茨海默病（占90%以上）和家族性阿尔茨海默病［常染色体显性遗传，多在65岁前起病，主要由淀粉样前体蛋白基因（APP）、早老素-1基因（PSEN1）及早老素-2基因（PSEN2）突变引起］。

3. 阿尔茨海默病分为哪几个阶段

　　通常起病隐匿，持续进行性发展，患者及家人常说不清何时起病，少数患者在躯体或精神受到刺激后症状迅速明朗化。主要表现为认知功能减退和非认知性神经精神症状，根据认知能力和身体机能的恶化程度分为痴呆前阶段和痴呆阶段。

4. 阿尔茨海默病痴呆前阶段有哪些表现

（1）记忆力轻度受损。

（2）学习和保存新知识的能力下降。

（3）其他认知能力，如注意力、执行能力、语言能力等可出现轻度受损。

（4）不影响基本日常生活能力，达不到痴呆的程度。

5. 阿尔茨海默病痴呆阶段有哪些表现

痴呆阶段可分为轻度、中度和重度。

（1）轻度痴呆期（1～3年）。表现为记忆减退，对近事遗忘突出；判断能力下降，患者不能对事件进行分析、思考，难以处理复杂的问题；工作或家务劳动漫不经心，不能独立进行购物、经济事务等，社交困难；尽管仍能做些已熟悉的日常工作，但对新的事物却表现出茫然难解，情感淡漠，偶尔激惹，常有多疑；出现时间定向障碍，对所处的场所和人物能做出定向，对所处地理位置定向困难，复杂结构的视空间能力差；言语词汇少，命名困难。

（2）中度痴呆期（2～10年）。表现为远近记忆严重受损，简单结构的视空间能力下降，时间、地点定向障碍；在处理问题、辨别事物的相似点和差异点方面有严重损害；不能独立进行室外活动，在穿衣、个人卫生以及保持个人仪表方面需要帮助；不能计算；出现各种神经症状，可见失语、失用和失认；情感由淡漠变为急躁不安，常走动不停，可见尿失禁。

（3）重度痴呆期（8～12年）。患者已经完全依赖照护者，严重记忆力丧失，仅存片段的记忆；日常生活不能自理，大小便失禁，呈现缄默、肢体僵直，查体可见锥体束征阳性，有强握、摸索和吸吮等原始反射。最终昏迷，一般死于感染等并发症。

6. 怎样确定自己患有阿尔茨海默病

《中国阿尔茨海默病痴呆诊疗指南（2020年版）》推荐阿尔茨海默病痴呆临床诊断的"核心标准"（NIA-AA）以病史和检查证实的认知或行为症状为依据，除符合痴呆诊断，应具备：①隐匿起病；②报告或观察有明确的认知恶化病史；③病史和检查证实早期和显著的认知损害具有遗忘症状或非遗忘症状；④符合排除标准。如有认知衰退的病史记录，或携带一种致病性AD基因突变（APP、PSEN1或PSEN2），则可增加AD痴呆临床诊断的确定性。

7. 阿尔茨海默病如何治疗

阿尔茨海默病的治疗方式，包括药物治疗以及非药物治疗等。

（1）药物治疗。阿尔茨海默病属于慢性进行性疾病，可通过药物进行控制，从而达到改善患者的生活质量以及提高日常生活能力的目标。常用的药物包括胆碱酯酶抑制剂、抗氧化剂、抗抑郁药、抗精神病药物，以及 N-甲基-D-天冬氨酸受体拮抗剂等，多奈哌齐、胆碱酯酶抑制剂可以有效缓解患者的症状，抗氧化剂可以缓解认知功能的减退，西酞普兰等抗抑郁药物，以及奥氮平等抗精神病药物，可以有效缓解患者偏执等精神方面问题。而美金刚等 N-甲基-D-天冬氨酸受体拮抗剂，可以保护患者的神经，修复残存神经元的生理功能，从而改善症状。

（2）非药物治疗。包括职业训练、认知康复治疗、支持治疗（如营养支持、并发症防治）等。

8. 阿尔茨海默病患者自我保健要点有哪些

由于阿尔茨海默病患者认知功能减退，影响正常工作和生活，因此，家庭护理和日常保健非常重要。

（1）创造一个安全舒适的环境。

（2）关注照护者的身心健康。

（3）做好其他慢性病的管理和治疗。

（4）定期锻炼。

（5）注重营养支持。

（6）社交活动，经常进行社交活动可以帮助患者保留某些能力。

（7）注意病情监测，发现快速进展应及时就医。

9. 阿尔茨海默病用药注意事项有哪些

（1）如果漏服药怎么办？多数治疗阿尔茨海默病的药物偶尔忘记服药不要紧，不会对药效产生影响，但应该做好相应记录，并避免下次漏服。但部分治疗其他疾病，如治疗脑梗死、肿瘤、高血压等的药物，建议咨询医生漏服药物是否会有影响。

（2）如果患者不肯吃药，可以考虑将部分药物从胶囊中倒出溶于水、牛奶或果汁中，或拌在食物中服用。但有些药物溶解或掰碎后可能影响药效，部分药物还可能与食物有相互作用，建议根据患者具体服用的药物种类咨询医生。

第十七节 颈椎病和肩周炎

1. 什么是颈椎病

颈椎病是指颈椎骨质增生、颈项韧带钙化、颈椎间盘萎缩退化等改变，刺激或压迫颈部神经、脊髓、血管而产生的一系列症状和体征的综合征。本病发病缓慢，以头枕、颈项、肩背、上肢等部位疼痛以及进行性肢体感觉和运动功能障碍为主。轻者头晕、头疼、恶心、颈肩疼痛、上肢疼痛、麻木无力；重者可导致瘫痪，甚至危及生命。

2. 颈椎病都有哪些类型

颈椎病分为 6 型，即神经根型、脊髓型、椎动脉型、交感神经型、食管压迫型和混合型。

3. 颈椎病有什么表现

根据不同组织结构受累而出现不同的临床表现。

（1）神经根型：具有典型的根性症状（麻木、疼痛），且范围与颈脊神经所支配的区域相一致。

（2）脊髓型：临床上出现颈脊髓损害的表现。

（3）椎动脉型：曾有猝倒发作，并伴有颈型眩晕。

（4）交感神经型：临床表现为头晕、眼花、耳鸣、手麻、心动过速、心前区疼痛等一系列症状。

（5）食管压迫型：压迫食管引起吞咽困难。

（6）混合型：可根据上述各型诊断要点进行。

4. 医生诊断颈椎病的基本原则是什么

（1）临床表现与影像学所见符合，可以确诊。

（2）具有典型颈椎病临床表现，而影像学所见正常者，应注意排除其他疾患后方可诊断颈椎病。

（3）仅有影像学异常，而无颈椎病临床症状者，不应诊断为颈椎病。

5. 各型颈椎病的诊断依据分别是什么

（1）神经根型：具有典型的根性症状（麻木、疼痛），且范围与颈脊神经所支配的区域相一致；影像学所见与临床表现相符；痛点封闭无显效（诊断明确的可不做此试验）。

（2）脊髓型：临床上出现颈脊髓损害的表现；X线片显示椎体后缘骨质增生、椎管狭窄，影像学证实存在脊髓压迫。

（3）椎动脉型：曾有猝倒发作，并伴有颈型眩晕；旋颈试验阳性；X线片显示节段性不稳定或钩椎关节骨质增生；多伴有交感症状；手术前需进行椎动脉造影或数字减影椎动脉造影（DSA）。

（4）交感神经型：临床表现为头晕、眼花、耳鸣、手麻、心动过速、心前区疼痛等一系列症状，X线片显示失稳或退行性改变，椎动脉造影阴性。

（5）食管压迫型：影像学检查证实颈椎椎体前骨质增生，且颈椎椎体前鸟嘴样增生压迫食管引起吞咽困难（经食管钡剂检查证实）等。

（6）混合型：可根据上述各型诊断要点进行综合诊断。

6. 颈椎病如何治疗

（1）非手术治疗：牵引、理疗、手法按摩、药物治疗、佩戴颈托等，可使颈椎病患者症状减轻、明显好转，尤其适用于早期颈椎病患者的治疗。

（2）手术治疗：颈椎病手术比较复杂，有一定风险，因此手术指征应严格掌握；颈椎病手术治疗主要达到减压与重建稳定的目的，对于脊髓本身不可逆转的病变无治疗意义；在选择手术治疗时应考虑患者的职业、年龄，患者机体状况对手术的耐受性以及患者对手术的态度；颈椎病的病理机制及临床表现比较复杂，应根据不同的病情选择适当的手术方式。目前，颈椎病的手术方式主要是前路、后路两大类术式。

7. 颈椎病自我保健要点有哪些

（1）避免长时间伏案工作：特别是低头伏案工作，若工作方式不能得到根本性改变，尽量在伏案工作 0.5～1 小时后，适当起身活动。进行颈部的屈曲、伸展或旋转等活动，避免颈部肌肉的劳损。

（2）日常锻炼：可以进行游泳或打羽毛球等适当加强颈部肌肉强度的活动，有助于保护颈椎。

（3）医院就诊：若患者症状发作较为频繁，而且较为严重，应及时到医院就诊，进行完善的颈椎磁共振检查，评估颈椎病的严重程度，避免在不适当的锻炼过程中造成颈椎损伤。

（4）温热敷：进行适当颈椎部位的温热敷，有助于加速局部的血液循环，改善肌肉的松弛和紧张程度，对于患者症状的缓解也有一定的帮助。

（5）适宜的枕头：选择适宜的枕头，避免睡枕过高或过硬，有助于颈椎的保护。

8. 什么是肩周炎

全称肩关节周围炎，是肩关节周围肌肉、韧带、肌腱、滑囊、关节囊等软组织损伤、退变而引起的关节囊和关节周围软组织的一种慢性无菌性炎症。肩周炎是以肩关节疼痛和活动不便为主要症状的常见病。由于 50 岁左右的人易患此病，所以又被称为"五十肩"。肩周炎中医学称为漏肩风、冻结肩等。该病早期以疼痛为主，后期以功能障碍为主。

9. 肩周炎都有哪些类型

根据病因，肩周炎分为原发性肩周炎和继发性肩关节僵硬。

（1）原发性肩周炎：没有明显诱发因素，呈自然发病，其发病机制尚不明确。

（2）继发性肩关节僵硬：一般继发于上肢创伤或手术后，可分为创伤性和非创伤性。

10. 根据症状的演变，原发性肩周炎分哪几个时期？各个时期有哪些特点

根据症状的演变，原发性肩周炎分为 3 个时期。

（1）疼痛期：持续 2.5 ~ 9 个月，表现为逐渐加重的肩周围疼痛。

（2）僵硬期：持续 4 ~ 12 个月，此期肩关节疼痛缓解，而以渐进性肩关节活动度降低为特点，包括主动和被动的肩外旋、内旋和外展活动度全面下降，其中以肩外旋活动度降低最为明显。

（3）缓解期：持续 5~26 个月，肩关节活动度逐渐恢复。肩周炎有自限性的特点，未经治疗者整个病程为 12~42 个月，平均 30 个月。但即使病情得到最大限度的恢复，仍有约 60% 的病例不能完全恢复正常，患肩活动度低于对侧正常肩关节。

11. 肩周炎有什么表现

女性多于男性，左侧多于右侧，亦可两侧先后发病。多为中、老年患病。逐渐出现肩部某一处痛，与动作、姿势有明显关系。随病程延长，疼痛范围扩大，并牵涉上臂中段，同时伴肩关节活动受限。如欲增大活动范围，则有剧烈锐痛发生。严重时患肢不能梳头、洗面和扣腰带。夜间因翻身移动肩部而痛醒。患者初期尚能指出疼痛点，后期范围扩大，感觉疼痛来于肱骨。肩周炎的患者主要有以下表现。

（1）肩部疼痛：起初时肩部呈阵发性疼痛，多数为慢性发作，以后疼痛逐渐加剧或顿痛，或刀割样痛，且呈持续性，气候变化或劳累后，常使疼痛加重，疼痛可向颈项及上肢（特别是肘部）扩散，当肩部偶然受到碰撞或牵拉时，常可引起撕裂样剧痛，肩痛昼轻夜重为本病一大特点，多数患者常诉说后半夜痛醒，不能成寐，尤其不能向患侧侧卧。若因受寒而致痛者，则对气候变化特别敏感。

（2）肩关节活动受限：肩关节向各方向活动均可受限，以外展、上举、内外旋更为明显，随着病情进展，由于长期废用引起关节囊及肩周软组织的粘连，肌力逐渐下降，加上喙肱韧带固定于缩短的内旋位等因素，使肩关节各方向的主动和被动活动均受限，当肩关节外展时出现典型的"扛肩"现象，特别是梳头、穿衣、洗脸、叉腰等动作均难以完成，严重时肘关节功能也可受影响，屈肘时手不能摸到同侧肩部，尤其在手臂后伸时不能完成屈肘动作。

（3）怕冷：患肩怕冷，不少患者终年用棉垫包肩，即使在暑天，肩部也不敢吹风。

（4）压痛：多数患者在肩关节周围可触到明显的压痛点，压痛点在肱二头肌长头腱沟、肩峰下滑囊、喙突、冈上肌附着点等处。

（5）肌肉痉挛与萎缩：三角肌、冈上肌等肩周围肌肉早期可出现痉挛，晚期可发生失用性肌萎缩，出现肩峰突起、上举不便、后弯不利等典型症状，此时疼痛症状反而减轻。三角肌有轻度萎缩，斜方肌痉挛。冈上肌腱，肱二头肌长、短头肌腱及三角肌前、后缘均可有明显压痛。肩关节以外展、外旋、后伸受限最明显，少数人内收、内旋亦受限，但前屈受限较少。

12. 怎么确定自己患有肩周炎

医生根据病史和临床症状多可诊断。常规摄片，大多正常，后期部分患者可见骨质疏松，但无骨质破坏，可在肩峰下见到钙化阴影。年龄较大或病程较长者，X线平片可见到肩部骨质疏松，或冈上肌腱、肩峰下滑囊钙化。

13. 肩周炎的治疗目标是什么

肩周炎的治疗主要有两个目的：缓解疼痛和恢复关节活动度。

14. 如何缓解肩周炎疼痛

包括口服药物（如非甾体类消炎镇痛药）、局部痛点封闭（常用的有可的松）、物理治疗（超短波、微波、低频电疗、磁疗）等。

15. 如何缓解肩周炎关节僵硬

（1）麻醉下手法松解，即在麻醉状态下，通过手法松解关节周围的粘连组织，以恢复肩关节活动度。然而手法松解有一定难度，另外手法松解有骨折、关节脱位、肩袖损伤、臂丛神经损伤、关节周围软组织损伤等并发症。

（2）手术松解，包括开放手术和关节镜微创手术。肩周炎关节镜下松解术主要包括切除肩袖间隙处的炎症滑膜，松解盂肱上韧带、喙肱韧带和前方关节囊，松解肩胛下肌腱，分离肩下方关节囊，术后对于缓解肩周炎疼痛和恢复关节活动度具有明显疗效。关节镜下松解术对于注重生活质量、希望缩短自然愈合时程，或保守治疗无效的肩周炎病例，是一种良好的治疗手段。

16. 肩周炎患者自我保健要点有哪些

（1）注重功能锻炼，如八段锦等，鼓励患者做上肢外展、上举、内旋、外旋、前屈、后伸、环转等运动，做"内外运旋""叉手托上""手拉滑车""手指爬墙""体后拉手"等动作。

（2）注意肩部保暖，坚持合理的运动，以增强肩关节周围肌肉和肌腱的强度。

（3）肩周炎自然病程长、疗效慢、痛苦大，功能恢复不全，且治愈后有可能复发。要鼓励患者树立信心，配合治疗，加强自主练功活动，以增进疗效，缩短病程，加速痊愈。

（4）急性期应减少肩关节活动，减轻持重，必要时采取固定和镇痛的措施。

（5）慢性期以积极进行肩关节功能锻炼为主。锻炼要酌情而行，循序渐进，持之以恒，久之可见效果。若操之过急，有损无益。

第十八节　腰椎间盘突出症和腰肌劳损

1. 什么是腰椎间盘突出症

腰椎间盘突出症是指腰椎间盘退行性改变、纤维环破裂、髓核突出压迫神经根或马尾神经所产生的一系列临床症候群。

2. 腰椎间盘突出症都有哪些类型

腰椎间盘突出症可分为膨出型、突出型、脱出型、游离型、其他型。

3. 腰椎间盘突出症有什么表现

（1）腰痛伴一侧下肢放射痛。腰痛常发生于腿痛之前，也可同时发生。疼痛具有以下特点：①放射痛沿坐骨神经传导，直达小腿外侧、足背或足趾。如为 L3、L4 椎间隙突出，放射痛沿股神经传导至大腿前方。②一切使脑脊液压力增高的动作（如咳嗽、打喷嚏、排便等）均可加重腰腿疼痛。③活动时疼痛加重，休息后缓解。

（2）脊柱侧凸畸形。侧凸的方向取决于突出的髓核与神经根的关系，如突出位于神经根内前方则脊柱向患侧弯曲；反之如位于神经根的外前方则脊柱向健侧弯曲。

（3）脊柱活动受限。髓核突出压迫神经根，使腰肌呈保护性紧张，可发生于一侧或双侧。

（4）腰部压痛伴放射痛。突出部位的患侧棘突旁有局限性压痛点，并伴有向小腿或足部的放射痛。

4. 怎么确定自己患有腰椎间盘突出症

医生会依据临床症状和体征，结合辅助检查做出诊断。

（1）主要症状和体征：①腰痛合并"坐骨神经痛"，放射至小腿和足部。②病变侧棘间韧带侧方有明显的压痛点，伴有至小腿和足部的放射痛。

（2）辅助检查：① X 线片常有脊柱侧凸，有时可见椎间隙狭窄，椎体边缘唇状增生。X 线片不作为确诊椎间盘突出症的依据，但可排除其他骨性病变。② CT 扫描和 MRI 检查可明确诊断及确定突出的部位。

5. 腰椎间盘突出症非手术治疗方法包括哪些

腰椎间盘突出症非手术治疗包括卧硬板床休息，辅以牵引、理疗、按摩、药物对症等，常可缓解或治愈。

6. 腰椎间盘突出症手术治疗的适应证有哪些

（1）非手术治疗无效或复发，症状较重，影响工作和生活者。

（2）神经损伤症状明显、广泛，甚至继续加重。

（3）中央型腰椎间盘突出，有大小便功能障碍者。

（4）合并明显的腰椎管狭窄者。

7. 腰椎间盘突出症的手术方式有哪些

可根据突出物大小、患者体质等决定手术方式，包括椎间盘镜下、椎间孔镜下突出髓核摘除术，开窗髓核摘除术，半椎板或全椎板切除术，椎间盘切除，椎间植骨融合辅以内固定术等。

8. 腰椎间盘突出症患者自我保健要点有哪些

（1）注意调整生活和工作习惯、纠正不良习惯。站、坐、卧都要保持良好姿势，避免长时间的相同姿势，避免突然弯腰。尽量减少弯腰、搬重物、推重物等动作，因为此类动作都可能使腰椎间盘受力明显增大，容易导致腰椎间盘突出加重，症状明显加重。

（2）坚持功能锻炼。腰椎间盘突出症急性发作期，需要进行适当休息，必要时进行一定程度卧床休息。但急性症状缓解后需要进行腰背肌功能锻炼，腰背肌力量增强才能使腰椎稳定性得到保证，减少腰椎间盘突出复发。常用腰背肌锻炼方法包括小燕飞、臀桥、广播操以及蛙泳。

（3）避免损伤和过度劳累。急性症状缓解之后3个月内需要尽量避免剧烈运动和体力劳动，过早剧烈运动和重体力劳动，都会使椎间盘破裂纤维环再次撕裂，导致椎间盘突出复发或突出加重。

（4）注意腰部保暖。因为受凉也可以引起椎间盘突出症的复发。

（5）选择合适硬度床垫。不必刻意睡硬板床，腰部无明显下陷为合适硬度床垫。

9. 什么是腰肌劳损

腰肌劳损又称功能性腰痛、慢性腰部劳损、腰背肌筋膜炎等，实为腰部肌肉及其附着点筋膜或骨膜的慢性损伤性炎症，是腰痛的常见原因之一，好发于30～50岁的中青年人群。

10. 腰肌劳损有什么表现

（1）腰部酸痛或胀痛，部分刺痛或灼痛。

（2）劳累时加重，休息时减轻；适当活动和经常改变体位时减轻，活动过度又加重。

（3）不能坚持弯腰工作。常被迫时时伸腰或以拳头击腰部以缓解疼痛。

（4）腰部有压痛点，多在骶棘肌处，髂骨脊后部、骶骨后骶棘肌止点处或腰椎横突处。

（5）腰部外形及活动多无异常，也无明显腰肌痉挛，少数患者腰部活动稍受限。

11. 怎么确定自己患有腰肌劳损

医生根据症状、体征等临床表现，结合长期慢性腰痛病史和查体即可诊断。

12. 腰肌劳损如何治疗

（1）避免过劳，矫正不良体位。

（2）适当功能锻炼。加强腰背肌锻炼，防止肌肉张力失调，如采取俯卧位，去枕，然后用力挺胸抬头，双手双脚向空中伸展；也可仰卧床上，去枕，头部用力向后顶床，抬起肩部。

（3）理疗、推拿、按摩等。

（4）药物治疗。主要为消炎止痛药、注射皮质类固醇及口服非甾体抗炎药，局部外用肌松药及镇痛药。

（5）封闭疗法。有固定压痛点者，可用 0.5% ~ 1% 普鲁卡因加醋酸泼尼松或醋酸氢化可的松作痛点封闭，效果良好。

（6）物理治疗。在医生指导下，选用适当的物理治疗也可以增强治疗效果。目前存在较多的理疗方式，包括电磁、超声波、红外线、激光等。

13. 腰肌劳损自我保健要点有哪些

（1）防止潮湿，寒冷受凉。不要随意睡在潮湿的地方。根据气候的变化，随时增添衣服，出汗及雨淋之后，要及时更换湿衣或擦干身体。

（2）急性腰扭伤应积极治疗，安心休息，防止转成慢性。

（3）体育运动或剧烈活动时要做好准备活动。

（4）纠正不良的工作姿势，如弯腰过久，或伏案过低等。在僵坐一小时后要换一个姿势。同时，可以使用腰部有突起的靠垫为腰部缓解压力，有助于避免出现腰肌劳损。背重物时，胸腰稍向前弯，髋膝稍屈，迈步要稳，步子不要大。

（5）防止过劳。腰部作为人体运动的中心，过度劳累，必然造成损伤而出现腰痛，因此，在各项工作或劳动中注意劳逸结合。

（6）使用硬板软垫床。过软的床垫不能保持脊柱的正常生理曲度，所以最好在木板上加一张 10cm 厚的软垫。

（7）注意减肥，控制体重。身体过于肥胖，必然给腰部带来额外负担，特别是中年人和妇女产后，为易于发胖的时期，需节制饮食，加强锻炼。

第十九节 常见体检阳性发现

1. 肿瘤标志物指标异常

肿瘤标志物升高并不一定是肿瘤引起的。肿瘤标志物不仅存在于恶性肿瘤中，也存在于部分良性肿瘤、胚胎组织以及正常组织中。肿瘤诊断不能单独依靠肿瘤标志物，而是需要通过临床检查、影像检查、内镜检查或手术探查等综合判断，而病理诊断才是肿瘤诊断的"金标准"。

（1）鳞状上皮细胞癌相关抗原（SCC）：存在子宫、子宫颈、肺、头颈等鳞状上皮细胞癌的细胞质中，主要目标是筛查宫颈癌。

（2）血清铁蛋白（SF）：本指标升高提示体内储存铁过多或铁蛋白合成增多，也可作为血色病、肝脏疾病及恶性肿瘤等的辅助指标。在健康人群中，常与过多进食含铁食物（如补血营养品、动物血等）有关。

（3）癌胚抗原（CEA）：是广谱性肿瘤标志物，主要目标是筛查消化道肿瘤，如结肠癌、胃癌等。

（4）甲胎蛋白（AFP）：主要目标是筛查肝癌，联合应用血清 AFP 和肝脏 B 超检查有助于确诊。

（5）CA125：主要目标是筛查卵巢癌，敏感性较高，但特异性较差。

（6）CA19-9：主要目标是筛查胰腺癌、胆囊癌。

（7）PSA：主要目标是筛查前列腺癌，分为游离 PSA 和总 PSA，前列腺炎、良性前列腺增生也可导致总 PSA 水平升高。

（8）CA15-3：主要目标是筛查乳腺癌，但特异性有限，早期诊断敏感性较低。

（9）CA724：主要目标是筛查胃癌和其他消化道癌症，对胃癌具有较高的特异性。

（10）CYFRA21-1：主要目标是筛查肺癌，尤其是对非小细胞肺癌的诊断具有比较重要的价值。

（11）NSE：主要目标是筛查小细胞肺癌，有助于小细胞肺癌和非小细胞肺癌的鉴别诊断，同时对小细胞肺癌的疗效观察和复发监测也有重要的参考价值。

2. 心电图异常

（1）窦性心动过缓

正常心脏跳动的节律为窦性心律，频率一般为 60~100 次 / 分。当心电图显示成人窦性心律频率低于 60 次 / 分时，称为窦性心动过缓，可见于健康成人，尤其是运动员、老年人和处于睡眠状态。2018 年美国心脏病学会（ACC）、美国心脏协会（AHA）和美国心律协会（HRS）联合发布的《2018 ACC/

AHA/HRS 心动过缓和心脏传导延迟指南》推荐，正常心率为
50～90 次 / 分，低于 50 次 / 分为心动过缓。

对于窦性心动过缓者，首先应寻找病因。常见的有：①自
主神经功能紊乱，包括生理性的（如年轻人、运动员或处于睡
眠状态，或者压迫眼球、按压颈动脉窦等特殊动作诱发迷走神
经亢进等）和病理性的（如脑膜炎、脑出血、脑肿瘤等神经系
统疾病）；②窦房结功能受损，一般继发于心脏疾病，如急性
心肌梗死、心肌炎、中毒等；③药物影响，包括抑制窦房结兴
奋的抗心律失常药、镇静药、麻醉药等；④其他因素，如一些
严重代谢性疾病，包括甲减、低温、高钾血症、尿毒症等。

如果未找到明确病因，则多为生理性的，需做好健康宣
教。首先，心率正常值是一个统计学概念，即大多数普通健康
人大部分时间的平均静息心率落在这个范围内，但是因为个体
差异，还有少部分人没有落在这个区间，但他们也是正常的。
其次，大多数窦性心动过缓无重要的临床意义，亦不引起任何
症状，无须治疗。最后，如果窦性心动过缓没有症状，且心脏
检查无异常，继续随访即可。

（2）房室传导阻滞

正常心脏在窦房结发出的激动，经心房和房室交界部传至
心室，房室交界部的传导纤维如果发生障碍，则可引起房室的传
导阻滞。根据阻滞程度可分为一度、二度和三度房室传导阻滞。

引起房室传导阻滞的病因主要有三类：器质性心脏病（心
肌梗死、心肌病、心肌炎等）；特发性传导系统纤维化及退行性

变；其他因素（药物、心脏手术损伤等）。老年人房室传导系统随年龄增加结缔组织逐渐增多，60岁以后中心纤维体和室间隔上部钙化逐渐增加，房室结内细胞成分和 His 束传导细胞含量也逐渐减少，是导致老年人容易发生房室传导阻滞的病理基础。

若心电图诊断二度Ⅱ型或三度房室传导阻滞，则应到心内科就诊，根据阻滞的部位及心室率多少而采取药物治疗或起搏治疗等不同措施；若为一度或二度Ⅰ型房室传导阻滞，且无明显血流动力学障碍，多数由传导系统退行性变所致，可不必处理，继续随访即可。

（3）早搏

若查体心电图发现早搏，建议完善动态心电图检查，评估早搏的性质、数量，并结合是否有诱因、症状、一般情况等进行综合评估，制订干预策略。

正常人群在特定情况也会出现早搏，如在劳累、情绪激动、紧张、生气、熬夜、大量饮茶或咖啡等状态下交感神经兴奋，就会诱发心率增快以及导致早搏。这种情况的早搏往往是可逆的，当诱因去除后早搏就会消失。

3. 影像学检查异常

（1）颈动脉斑块。大部分没有症状，通常是在查体时超声发现，需到心内科就诊，注意进行调脂治疗。

（2）脂肪肝。是指肝细胞内脂肪堆积过多，影响了肝脏正

常功能，可分为轻度（5%～32% 的肝细胞有脂肪变）、中度
（33%～65% 的肝细胞有脂肪变）和重度（66% 以上的肝细胞
有脂肪变）。体检发现脂肪肝需到消化内科就诊。

（3）囊肿。是常见的一种良性疾病，可发生于体表或者实
质性脏器。对于体表的囊肿，可以选择手术切除的方法，通常
是在局部麻醉下进行手术操作。发生于甲状腺的囊肿，如果逐
渐增大，会出现气管受压，患者也会出现吞咽食物时明显的不
适感，可以选择开放手术，或者进行射频消融治疗等，让囊肿
逐渐萎缩，也可以在囊内注射硬化剂，促进囊壁的粘连。发生
于实质性脏器的囊肿，常见的是肝囊肿、肾囊肿，如果病变小
且没有临床症状，可以定期随访和观察。若囊肿逐渐增大，压
迫邻近脏器，或者患者有明显的腹痛，进食以后加重，或者伴
有恶心以及呕吐的表现，以及囊肿继发感染，也应该及时选择
手术治疗，将病变切除，术后要进行病理学检查。

（4）陈旧性腔隙性脑梗死。是脑小穿通动脉的梗死，可能
是小动脉发生了血管病变或者动脉硬化导致血管狭窄，引起局
部组织缺血、缺氧，发生坏死。患病时患者可能会有头晕、头
痛或者一侧肢体无力的症状。因为症状较轻微，所以容易被忽
视，在没有进行治疗的情况下，部分症状也可能会自行好转。
影像学检查时发现陈旧性的腔隙性脑梗死，仅说明曾经发生过
小的脑穿通动脉梗死。陈旧性病变如果没有临床症状，通常不
需要进行治疗。

发现有陈旧性腔隙性脑梗死，虽然不需要特殊治疗，但是

要做好脑梗死的预防。因为腔隙性脑梗死可能和高血压、糖尿病或者脑动脉硬化等有关，需要积极治疗原发疾病，避免加重脑血管病变导致脑梗死，严重影响身体健康。

（5）骨密度异常。主要包括骨量低下和骨质疏松。骨量减少和骨质疏松是同一种疾病的不同阶段，两者都会表现出骨质含量减少，其中骨质疏松的骨质量减少比较严重。骨量减少时可以服用补钙的食物，或服用钙片，多晒太阳，促进体内维生素 D 的合成，有助于钙的吸收和生成，同时加强体育锻炼。如果出现骨质疏松，说明症状很严重，应该及时进行治疗，否则跌倒时容易出现骨折。

4. 胃肠镜结果异常

（1）慢性萎缩性胃炎。指胃黏膜上皮遭受反复损害导致固有腺体的萎缩，伴或不伴肠化生的一种慢性胃部疾病，多数与幽门螺杆菌感染有关。考虑到其有癌变的可能，胃镜若诊断为慢性萎缩性胃炎，应及时到消化科就诊，积极治疗。

（2）肠息肉。是指肠黏膜突出到肠腔内的隆起状病变，发生率随年龄增加而上升，男性多见。肠镜检查时，一般发现即钳除，并做病理，绝大多数为腺瘤性息肉。根据病理组织学结构，可将其分为 3 类：①管状腺瘤最常见，癌变率相对低；②绒毛状腺瘤又称乳头状腺瘤，较少见，癌变率很高；③管状绒毛状（混合）腺瘤同时具有上述两种表现，癌变率介于上述两者之间。

第三章

突发急症保健

第一节 急性心肌梗死

1. 什么是急性心肌梗死

急性心肌梗死是一种危及生命的突发疾病。多发生在冠状动脉粥样硬化狭窄基础上，由于某些诱因致使斑块破裂，血中的血小板在破裂的斑块表面聚集，形成血栓，突然阻塞冠状动脉管腔，导致心肌缺血性坏死；另外，心肌耗氧量剧烈增加或冠状动脉痉挛也可诱发急性心肌梗死。

2. 如何快速判定急性心肌梗死

结合诱因、既往病史和典型症状可作出判断。

（1）常见诱因包括劳累、情绪激动、暴饮暴食、寒冷刺激、便秘、吸烟、大量饮酒。

（2）有些急性心肌梗死患者，在起病前1~2天或1~2周有前驱症状，最常见的是原有的心绞痛加重，发作时间延长，或对硝酸甘油效果变差；或继往无心绞痛者，突然出现长时间心绞痛。但是也有很多患者发病前无任何征兆，突然起病。

（3）典型症状为突然发作剧烈而持久的胸骨后或心前区压榨性疼痛。患者自觉胸骨下或心前区剧烈而持久的疼痛，或心前区闷胀不适，疼痛有时向手臂或颈部放射，同时伴有面色苍白、心慌、气促和出冷汗等症状。有些患者无剧烈胸痛感觉，或由于心肌下壁缺血表现为突发性上腹部剧烈疼痛，但其他症状会表现得更加严重，休息和服用硝酸甘油不能缓解。常伴有烦躁不安、出汗、恐惧或濒死感。但症状不典型者也不少见，尤其是老年人、女性和糖尿病患者。还有的患者一开始即表现为休克或急性心力衰竭。

3. 急性心肌梗死现场如何处置

（1）评估病情并呼救。重点观察心跳、呼吸、意识等，如出现心跳呼吸骤停应立即进行心肺复苏，若出现室颤则及早AED除颤。

（2）摆放好体位。对无明显呼吸困难和心功能不全者置于平卧位，减少心肌耗氧量；存在心功能不全或急性肺水肿的患者，置于半坐位或坐位，必要时可以使双腿下垂，以减少回心血量；存在意识障碍的患者，应置于侧卧位，以防误吸。

（3）让患者含服硝酸甘油、硝酸异山梨酯等药物。烦躁不安者可口服安定等镇静药。按医务人员要求嚼服阿司匹林等药物。但不宜多喝水，应禁食。

（4）有条件的可以吸氧，并注意保暖。

第二节 高血压急症

1. 什么是高血压急症

　　高血压急症是指高血压患者在短时间内（数小时或数天）血压急骤升高，多表现为收缩压＞180mmHg和（或）舒张压＞120mmHg，同时伴有心、脑、肾、视网膜等重要的靶器官功能损害，或器官原有功能受损进行性加重为特征的临床综合征。高血压急症靶器官损害包括高血压脑病、脑出血、急性左侧心力衰竭、主动脉夹层、不稳定型心绞痛、急性心肌梗死等，需迅速降压。此外，如果收缩压≥220mmHg和（或）舒张压≥140mmHg，无论有无症状都应视为高血压急症。

2. 如何快速判定高血压急症

　　短时间内血压显著升高，收缩压＞180mmHg和（或）舒张压＞120mmHg，伴有突然头痛、头晕、恶心、呕吐、心悸、气促、视物模糊等不适，部分患者可出现一过性失语、偏瘫、偏身麻木、听力障碍。此外，如果收缩压≥220mmHg和（或）舒张压≥140mmHg，无论有无症状都可诊断。

3. 高血压急症现场如何处置

（1）快速呼救，拨打 120 急救电话。

（2）等待期间，让患者立即休息，保持安静，避免刺激。

（3）保持呼吸道通畅，抬高头部，头偏向一侧，以免呕吐物吸入呼吸道而引起窒息，有条件及时吸氧。

（4）持续监测患者神志、血压、呼吸、脉搏等变化。

（5）祛除或纠正引起血压升高的诱因及病因。

（6）有降压药的话，可以先给患者用上，但需做好记录（包括药品名称、用药的时间、剂量等）。

第三节 过敏性休克

1. 什么是过敏性休克

过敏性休克是指机体接触过敏原后，突发的、严重的、危及生命的过敏反应，通常在患者接触过敏原数分钟至数小时发作，可表现为皮肤黏膜及胃肠道症状，呼吸困难、血压下降，神志不清、意识丧失，严重者发生心跳呼吸骤停。

2. 如何快速判定过敏性休克

根据过敏原接触史、患者特征性临床表现即可诊断。

（1）起病急。半数患者发生于 5 分钟内，多见于注射药物以后，如青霉素等。

（2）休克表现。收缩压急剧下降到 90mmHg 以下或比基础值下降超出 30%，患者出现意识障碍，轻则朦胧，重则昏迷。

（3）过敏相关症状。如皮肤黏膜出现荨麻疹、皮疹、伴瘙痒；呼吸系统喉头水肿、支气管痉挛；微循环障碍，面部苍白、烦躁不安、畏寒、冒冷汗、脉搏微弱及血压下降等；中枢缺氧症状，意识丧失、昏迷、抽搐、大小便失禁等。

3. 过敏性休克现场如何处置

（1）立即拨打急救电话或就近送医。

（2）使患者立即脱离过敏原（如静注药物引起，则立即停药，但保留静脉通道）。

（3）休克体位，头及躯干抬高10°~15°，下肢抬高20°~30°，即"中凹卧位"，以增加回心血量，保证脑部血液供应。

（4）呕吐的患者，保持头部偏向一侧并清除异物。

（5）若出现呼吸心搏骤停，立即进行心肺复苏。

（6）条件允许，尽快给予肾上腺素。在紧急情况下，肾上腺素首选肌内注射给药，剂量以0.3~0.5mg为宜，注射部位在大腿中部外侧较上臂有更快的吸收速度，血药浓度更高，发挥作用更快。

1. 什么是脑卒中

脑卒中俗称"中风"，是由于脑部血管突然破裂或因血管阻塞导致血液不能流入大脑而引起脑组织损伤的一种急性脑血管疾病，包括缺血性脑卒中（脑梗死）和出血性脑卒中（脑出血）。脑卒中是中国居民第一位死亡原因，具有发病率高、致残率高、复发率高和死亡率高的特点。

2. 如何快速判定脑卒中

通过典型症状结合头颅 CT 或 MRI 即可判断。

（1）缺血性脑卒中。急性患者在发病前可能会出现短暂的肢体无力；也可能在没有症状的前提下突然发生脑梗死然后出现一系列症状，如单侧肢体无力或麻木、单侧面部麻木或口角歪斜、言语不清、双眼向一侧凝视或视物模糊、意识障碍或抽搐等。

（2）出血性脑卒中。症状突发，多在活动中起病，常表现为头痛、恶心、呕吐、不同程度意识障碍、肢体瘫痪等。

若患者有以上典型症状,可结合"FAST"判断法:

F 即 face(脸),要求患者笑一下,看看患者嘴歪不歪,脑卒中患者的脸部会出现不对称,患者也无法正常露出微笑。

A 即 arm(胳膊),要求患者举起双手,看患者是否有肢体麻木无力现象。

S 即 speech(言语),请患者重复说一句话,看是否言语表达困难或者口齿不清。

T 即 Time(时间),明确记下发病时间,立即送医。

3. 脑卒中现场如何处置

(1)及时呼救。首先拨打 120 求救。然后评估周围环境是否安全,如果处于一些危险的地点(如高速路、危险建筑物等)应该将患者转移至安全地点等待急救医护人员的到来。发生卒中时患者最开始会出现肢体麻木和无力,如不能提起重物或者容易摔倒,然后发展成语言障碍,突然听不懂话或者说不了话,此时应立即带患者就医。如果发现患者时已经神情恍惚或者昏迷,要立即检查呼吸和脉搏,如果呼吸和心跳已经停止,立即进行心肺复苏,心肺复苏时要清除口鼻异物,将患者的嘴唇偏向一侧,防止呕吐物误入气管,打电话要先于心肺复苏,这样可以一边做心肺复苏一边等待救援。

(2)复原体位。发现患者突然摔倒在地,如果患者此时意识清醒,可以让其头部略向后,呈仰卧状态,这样可以保持气道畅通；对于已经失去意识的患者，维持昏睡的体位，但要保持患者的气道通畅。松开过紧的衣服，如衬衫衣领或围巾。如果环境寒冷，用毯子或外衣来保暖。

（3）检查有无外伤。卒中时如果患者突然摔倒在地，要立即检查有无生命体征，如果患者只是出现了昏迷，在呼救的同时要及时检查有无外伤，有外伤时给予止血包扎。

（4）尽快送医。转运期间注意车速平稳，保护患者头部免受震动，在车上可联系急诊科，做好准备及时抢救。

4. 脑卒中常见预兆有哪些

研究发现脑卒中常见预兆依次为：

（1）头晕，特别是突然感到眩晕。

（2）肢体麻木，突然感到一侧面部或手脚麻木，有的为舌麻、唇麻。

（3）暂时性吐字不清或讲话不灵。

（4）肢体无力或活动不灵。

（5）与平时不同的头痛。

（6）不明原因突然跌倒或晕倒。

（7）短暂意识丧失或个性和智力的突然变化。

（8）全身明显乏力，肢体软弱无力。

（9）恶心呕吐或血压波动。

（10）整天昏昏欲睡，处于嗜睡状态。

（11）一侧肢体不自主地抽动。

（12）双眼突感一时看不清眼前出现的事物。

如出现上述症状，应注意及时就医。

第五节 呼吸道异物

1. 什么是呼吸道异物

成人呼吸道异物多因口中含物不慎吸入，或因昏迷时将呕吐物、假牙吸入气管。此外，老年人及某些疾病的患者（如脑血管病等）的生理调节机能减退，在进食及喝水时容易发生呼吸道异物吸入。气管受到异物刺激，突然出现剧烈咳嗽、喘鸣、呼吸和吞咽困难、声音嘶哑、面色苍白，继之变为青紫，甚至失去知觉，昏倒在地。若不及时抢救，异物完全堵塞气管，超过4分钟就会危及生命，即使抢救成功，也会留下瘫痪、失语等严重后遗症。如果仅堵塞部分气管，但又咳不出来，可能发生肺炎、肺不张。因此，最关键的措施是在现场即刻将异物排出。

2. 如何快速判定呼吸道异物

有异物吸入史和呼吸困难症状即可判断。如意识清楚的人，尤其在进食时，突然强力咳嗽、呼吸困难，或无法说话和咳嗽，并出现痛苦的表情。

3. 呼吸道异物现场如何处置

当异物堵塞气管严重时，可导致窒息，甚至死亡，现场急救最为理想的办法是海姆立克急救法。

（1）站位急救法：救护者站在患者身后，用双臂围绕患者腰部，一手握拳，拳头的拇指侧顶在患者的上腹部（脐稍上方）；另一手握住握拳的手，向上、向后猛烈挤压患者的上腹部。挤压动作要快速，压后随即放松。

（2）卧位急救法：患者仰卧，救护者面向患者两腿分开跪在患者大腿外侧的地面上，双手掌叠放在患者脐稍上方，向下、向前快速挤压，压后随即放松。

（3）如果异物不完全堵塞气管，患者没有窒息，但有咳嗽、呼吸困难等症状，应该到医院采取进一步治疗措施，包括喉镜、硬支气管镜、纤维支气管镜异物取出术，必要时可以开胸取异物等。

（4）海姆立克急救法虽然有一定的效果，但也可能带来一定的危害，尤其对老年人，因其胸腹部组织的弹性及顺应性差，故容易导致损伤的发生，如腹部或胸腔内脏的破裂、撕裂及出血、肋骨骨折等，因此，即使通过海姆立克急救法将异物排出，也应到医院进一步检查。

第六节 骨折

1. 什么是骨折

　　骨折是指骨的完整性和连续性中断，大多数由外伤引起，有明确的病史，如受到撞击、摔倒等。中老年人由于骨质疏松，特别是部分老人存在肌少症的情况，跌倒后容易导致骨折。常表现为外伤后局部出现疼痛、肿胀、活动障碍等。严重的多发性骨折可导致休克，危及生命。

2. 如何快速判定骨折

　　（1）骨折部位有明确外伤史。病理性骨折或老年骨质疏松性骨折可仅有轻微外伤史或无明确外伤史。

　　（2）骨折的特有表现。畸形、异常活动、骨擦音或骨擦感，有任何一项均可确诊，但未见此三种体征者也不能排除骨折的可能，如嵌插骨折、裂缝骨折。

　　（3）注意有无并发内脏器官损伤及休克等。

　　（4）X线或 CT 及 MRI 检查可明确诊断。

3. 骨折现场如何处置

主要目的是用简单而有效的方法抢救生命、保护患肢、迅速转运、妥善处理。

（1）让患者脱离危险环境。如患者肢体被重物压住，应设法去除重物等。

（2）抢救生命。注意检查患者的全身状况，如脉搏、呼吸等，如发现心跳、呼吸已经停止或濒于停止，应立即进行胸外心脏按压和人工呼吸；患者发生昏迷应注意保持其呼吸道通畅，及时清除其口咽部异物等。

（3）伤口处理及止血包扎。开放性伤口应立即用消毒纱布或干净布包扎以防伤口继续被污染，伤口表面的异物要取掉，但不要冲洗，外露的骨折端切勿推入伤口，以免污染深层组织。开放性骨折患者伤口处可有大量出血，一般可用敷料加压包扎止血。严重出血者若使用止血带止血，一定要记录开始使用止血带的时间，每隔30分钟应放松1次（每次30~60秒），以防肢体缺血性坏死。

（4）妥善固定。现场及时正确地固定，可减少患者的疼痛及周围组织继续损伤，同时也便于后续搬运和转送。凡是怀疑存在骨折的都应该按骨折进行处理，进行局部保护制动，现场可就地取材，如木棍、板条、树枝、手杖或硬纸板等都可作为固定器材，其长短以固定住骨折处上下两个关节为准。对于脊柱骨折，伤员必须睡在硬板上，并根据损伤部位（颈椎、胸椎、腰椎）做好相应保护措施。

（5）安全转运。经以上现场处置后，应将患者迅速、安全地转运到医院救治。转运途中要注意动作轻稳，防止震动和碰坏伤肢，以减少患者的疼痛，其间注意保暖。

第七节 热射病

1. 什么是热射病

《热射病急诊诊断与治疗专家共识（2021版）》对热射病的定义是，由于暴露在高温高湿环境中机体体温调节功能失衡，产热大于散热，导致核心温度迅速升高，超过40℃，伴有皮肤灼热、意识障碍（如谵妄、惊厥、昏迷）及多器官功能障碍的严重急性热致疾病，也就是我们常说的重症中暑，是中暑最严重的类型，可危及生命。

2. 如何快速判定热射病

（1）有无以下情况：①暴露于高温、高湿环境；②高强度运动。

（2）有无以下表现：①中枢神经系统功能障碍表现（如昏迷、抽搐、谵妄、行为异常等）；②核心温度超过40℃；③多器官（≥2个）功能损伤表现（肝脏、肾脏、横纹肌、胃肠等）；④严重凝血功能障碍或弥散性血管内凝血（DIC）。

由第1条中任意一项加上第2条中的任意一项，且不能用其他原因解释时，应考虑热射病的诊断。一般情况下，高温、高湿环境加上高强度活动，出现不适首先要想到热射病。

3. 热射病现场如何处置

（1）注意早发现。高温高湿环境中，如果有高强度活动，出现心跳加速、头晕、头痛、呼吸急促等不适，要尽快转移至阴凉、通风处休息。

（2）快速识别。一旦出现头晕、搏动性头疼、恶心、极高的体温（口腔体温＞39.5℃）、皮肤红热且干燥无汗、怕冷、快速沉重的脉搏、意识模糊、口齿不清、不省人事等，考虑为热射病，很可能危及生命，应迅速救治。

（3）降温。这是最重要的。将患者移到阴凉、通风的地方，解开衣领，脱去外套等衣物，可以用凉湿毛巾或冰袋冷敷头部、腋下及大腿根部；可用凉水擦拭患者的身体，有条件的话也可以用凉水浸泡患者身体等。

（4）呼救。及时拨打120寻求更多的指导与帮助。

（5）注意监测体温。等待救援期间，坚持并努力帮助患者把体温降到38℃。

（6）注意不要给患者喝水，以免发生呛咳；如果发生呕吐，则让其侧躺，确保呼吸道通畅；有时患者的肌肉会因热射病发生不自主的抽搐，不要在患者的嘴里放任何东西，同时注意患者周围环境，避免患者发生抽搐时受到二次伤害。

参考文献

［1］中国营养学会.中国居民膳食指南科学研究报告（2021）［M］.北京：人民卫生出版社，2022.

［2］中国营养学会.中国居民膳食指南（2022）［M］.北京：人民卫生出版社，2022.

［3］王顺年，吴新荣，李健.临床合理用药指南［M］.北京：人民军医出版社，2012.

［4］World Health Organization. WHO Guidelines on Physical Activity and Sedentary Behaviour［M］. Geneva: World Health Organization，2020.

［5］《中国人群身体活动指南》编写委员会，赵文华，李可基.中国人群身体活动指南（2021）［J］.中国慢性病预防与控制，2022，30（1）：1-2.

［6］中华医学会心血管病学分会预防学组，中国康复医学会心血管病专业委员会.冠心病患者运动治疗中国专家共识［J］.中华心血管病杂志，2015，43（7）：575-588.

［7］American Academy of Sleep Medicine. 睡眠障碍国际分类（第3版）［M］.高和，崔丽，段莹，译.北京：人民卫生出版社，2017.

［8］中国睡眠研究会．中国国民健康睡眠白皮书（2022）
［M］．北京：人民卫生出版社，2022.

［9］陈新谦，金有豫，汤光．新编药物学［M］．北京：人民卫生出版社，2011.

［10］马斯洛，米特尔曼．变态心理学［M］．上海：上海社会科学院出版社，2005.

［11］Members AF，Cpg ECFPG，Societies ENC.2019 ESC/EAS guidelines for the management of dyslipidaemias：Lipid modification to reduce cardiovascular risk［J］.Atherosclerosis，2019，2（90）：290.

［12］中华医学会，中华医学会杂志社，中华医学会全科医学分会，等．稳定性冠心病基层诊疗指南（2020）［J］．中华全科医师杂志，2021，20（3）：265-273.

［13］中华医学会，中华医学会临床药学分会，中华医学会杂志社，等．稳定性冠心病基层合理用药指南［J］．中华全科医师杂志，2021，20（4）：423-433.

［14］孙恕，易松．2023 年《中国高血压防治指南》更新临床实践［J］．心电与循环，2023，42（3）：203-206+212.

［15］国家心血管病中心．国家基层高血压防治管理指南2020 版［J］．中国循环杂志，2017，32（11）：1041-1048.

［16］诸骏仁，高润霖，赵水平，等．中国成人血脂异常防治指南（2016 年修订版）［J］．中国循环杂志，2016，31（10）：937-953.

［17］中华医学会心电生理和起搏分会，中国医师协会心律学专业委员会，中国房颤中心联盟心房颤动防治专家工作委员会.心房颤动：目前的认识和治疗建议（2021）［J］.中华心律失常学杂志，2022，26（1）：15-88.

［18］Hindricks G，Potpara T，Dagres N，et al.2020 ESC Guidelines for the diagnosis and management of atrial fibrillation developed in collaboration with the European Association of Cardio-Thoracic Surgery（EACTS）［J］.European Heart Journal，2020.

［19］Otto C，Nishimura R，Bonow R，et al.2020 ACC/AHA Guideline for the Management of Patients With Valvular Heart Disease：Executive Summary：A Report of the American College of Cardiology/American Heart Association Joint Committee on Clinical Practice Guidelines［J］.Circulation，2021，143（5）：e35-e71.

［20］ESC/EACTS Scientific Document Group.2021 ESC/EACTS Guidelines for the management of valvular heart disease［J］.Eur Heart J，2022，43（7）：561-632.

［21］中华医学会呼吸病学分会慢性阻塞性肺疾病学组，中国医师协会呼吸医师分会慢性阻塞性肺疾病工作委员会.慢性阻塞性肺疾病诊治指南（2021修订版）［J］.中华结核和呼吸杂志，2021，44（3）：170-205.

［22］中华医学会呼吸病学分会哮喘学组.支气管哮喘防治指南（2020年版）［J］.中华结核和呼吸杂志，2020，43（12）：1023-1048.

［23］中华医学会.支气管哮喘基层诊疗指南（实践版·2018）［J］.中华全科医师杂志，2018，17（10）：763-769.

［24］Fleischner学会.CT扫描偶发肺结节处理指南［J］.国际医学放射学杂志，2017，40（5）：591-592.

［25］中华医学会呼吸病学分会肺癌学组.肺结节诊治中国专家共识（2018）［J］.中华结核和呼吸杂志，2018，41（10）：763-771.

［26］中华医学会，中华医学会消化病学分会，中华医学会全科医学分会，等.慢性胃炎基层诊疗指南（2019年）［J］.中华全科医师杂志，2020（9）：768-775.

［27］中华医学会，中华医学会杂志社，中华医学会全科医学分会，等.幽门螺杆菌感染基层诊疗指南（2019）［J］.中华全科医师杂志，2020，19（5）：397-402.

［28］中华医学会消化病学分会幽门螺杆菌和消化性溃疡学组，全国幽门螺杆菌研究协作组，刘文忠，等.第五次全国幽门螺杆菌感染处理共识报告［J］.胃肠病学，2017：6.

［29］中华消化杂志编辑委员会，中华医学会消化病学分会肝胆疾病协作组.中国慢性胆囊炎、胆囊结石内科诊疗共识意见（2018年）［J］.中华消化杂志，2019，39（2）：73-79.

［30］中华医学会外科学分会胆道外科学组，中国医师协会外科医师分会胆道外科医师委员会.胆囊良性疾病外科治疗的专家共识（2021版）［J］.中华外科杂志，2022，60（1）：4-9.

［31］上海市肾内科临床质量控制中心专家组.慢性肾脏

病早期筛查、诊断及防治指南（2022）［J］.中华肾脏病杂志，2022，38（5）：453-464.

［32］Baker LA，March DS，Wilkinson TJ，et al.Clinical practice guideline exercise and lifestyle in chronic kidney disease ［J］.BMC Nephrol，2022，23（1）：75-111.

［33］中国医师协会肾脏内科医师分会，中国中西医结合学会肾脏疾病专业委员会营养治疗指南专家协作组.中国慢性肾脏病营养治疗临床实践指南（2021）［J］.中华医学杂志，2021，101（8）：539-559.

［34］中华医学会老年医学分会肾病学组，国家老年疾病临床医学研究中心.老年慢性肾脏病诊治的中国专家共识（2018）［J］.中华老年病研究电子杂志，2018，05（3）：1-8.

［35］国家老年医学中心，中华医学会老年医学分会，中国老年保健协会糖尿病专业委员会，等.中国老年糖尿病诊疗指南（2021）［J］.中华糖尿病杂志，2021，13（1）：14-46.

［36］中华医学会糖尿病学分会，国家基层糖尿病防治管理办公室.国家基层糖尿病防治管理指南（2022）［J］.中华内科杂志，2022，61（7）：717-748.

［37］中华医学会糖尿病学分会.中国2型糖尿病防治指南（2020年版）（上）［J］.中国实用内科杂志，2021，41（8）：668-695.

［38］中华医学会糖尿病学分会.中国2型糖尿病防治指南（2020年版）（下）［J］.中国实用内科杂志，2021，41（9）：

757-784.

［39］中华医学会糖尿病学分会，中国医师协会内分泌代谢科医师分会，中华医学会内分泌学分会，等．中国1型糖尿病诊治指南（2021）［J］．中华糖尿病杂志，2022，14（11）：1143-1250.

［40］中华医学会内分泌学分会．高尿酸血症／痛风患者实践指南（2020）［J］．中华内分泌代谢杂志，2020，36（1）：1-13.

［41］中华医学会，中华医学会临床药学分会，中华医学会杂志社，等．痛风基层合理用药指南［J］．中华全科医师杂志，2021，20（6）：631-638.

［42］中华医学会，中华医学会杂志社，中华医学会全科医学分会，等．甲状腺功能亢进症基层诊疗指南（2019）［J］．中华全科医师杂志，2019，18（12）：1118-1128.

［43］中华医学会，中华医学会杂志社，中华医学会全科医学分会，等．甲状腺功能减退症基层诊疗指南（2019）［J］．中华全科医师杂志，2019，18（11）：1022-1028.

［44］中华人民共和国国家卫生健康委员会医政医管局．甲状腺癌诊疗指南（2022年版）［J］．中国实用外科杂志，2022，42（12）：1343-1357，1363.

［45］中华医学会，中华医学会临床药学分会，中华医学会杂志社，等．甲状腺功能减退症基层合理用药指南［J］．中华全科医师杂志，2021，20（5）：520-522.

［46］中国老年保健协会，中国阿尔茨海默病协会．中国

阿尔茨海默病痴呆诊疗指南（2020）［J］.中华老年医学杂志，2021，40（3）：269-283.

［47］国家卫生健康委办公厅，中华人民共和国国家卫生健康委员会.阿尔茨海默病的诊疗规范（2020）［J］.全科医学临床与教育，2021，19（1）：4-6.

［48］中国痴呆与认知障碍诊治指南写作组，中国医师协会神经内科医师分会，认知障碍疾病专业委员会.中国阿尔茨海默病一级预防指南［J］.中华医学杂志，2020，100（35）：2721-2735.

［49］章薇，李金香，娄必丹，等.中医康复临床实践指南·项痹（颈椎病）［J］.康复学报，2020，30（5）：337-342.

［50］中华中医药学会骨伤科分会.中医骨伤科临床诊疗指南·肩关节周围炎：T/CACM 1179—2019［J］.上海中医药杂志，2022，56（3）：1-5.

［51］中华医学会骨科学分会脊柱外科学组，中华医学会骨科学分会，骨科康复学组.腰椎间盘突出症诊疗指南（2020）［J］.中华骨科杂志，2020，40（8）：477-487.

［52］中国医师协会急诊医师分会，国家卫健委能力建设与继续教育中心急诊学专家委员会，中国医疗保健国际交流促进会急诊急救分会.急性冠脉综合征急诊快速诊治指南（2019）［J］.中华急诊医学杂志，2019，28（4）：421-428.

［53］中华医学会心血管病学分会，中华心血管病杂志编辑委员会.急性ST段抬高型心肌梗死诊断和治疗指南（2019）

［J］.中华心血管病杂志，2019，47（10）：766-783.

［54］ESC Scientific Document Group.Questions and answers on antithrombotic therapy and revascularization strategies in non-ST-elevation acute coronary syndrome（NSTE-ACS）：a companion document of the 2020 ESC Guidelines for the management of acute coronary syndromes in patients presenting without persistent ST-segment elevation［J］.Eur Heart J，2021，42（14）：1368-1378.

［55］中国医师协会高血压专业委员会.高血压急症的问题中国专家共识［J］.中华高血压杂志，2022，30（3）：207-218.

［56］中华医学会，中华医学杂志社，中华医学会全科医学分会，等.高血压基层诊疗指南（2019）［J］.中华全科医师杂志，2019，18（4）：301-313.

［57］中华医学会，中华医学会杂志社，中华医学会全科医学分会，等.缺血性卒中基层诊疗指南（2021）［J］.中华全科医师杂志，2021，20（9）：927-946.

［58］国家卫生健康委脑卒中防治工程委员会.中国急性缺血性脑卒中诊疗指导规范（2021）［M］//中国脑卒中防治指导规范（合订本）.北京：人民卫生出版社，2021.

［59］国家卫生健康委脑卒中防治工程委员会.中国脑出血诊断治疗规范指南（2021）［M］//中国脑卒中防治指导规范（合订本）.北京：人民卫生出版社，2021.

［60］尹洋．带你了解气道异物［J］．人人健康,2023,（19）：41.

［61］中华医学会骨科学分会，创伤骨科学组外固定与肢体重建学组，中国医师协会创伤外科医师分会，等．中国开放性骨折诊断与治疗指南（2019）［J］．中华创伤骨科杂志，2019,21（11）：921-928.

［62］全军热射病防治专家组，热射病急诊诊断与治疗专家共识组．热射病急诊诊断与治疗专家共识（2021版）［J］．中华急诊医学杂志，2021,30（11）：1290-1299.

附表　常见食物热量

附表1　五谷类和豆类

食物名称	热量（大卡）/可食部分（克）
烧饼	302/100
馒头	208/100
米饭	117/100
面条	109/100
鲜玉米	106/46
小米粥	46/100
豆沙	243/100
豆腐丝	201/100
豆腐干	140/100
豆奶	30/100
黄豆	359/100
绿豆	316/100
红小豆	309/100
油豆腐	244/100
土豆粉	337/100
豆浆	13/100
豆腐脑	10/100

附表 2 蔬菜类

食物名称	热量（大卡）/ 可食部分（克）
菠菜	24/89
菜花	24/82
茴香	24/86
茭白	23/74
黄瓜	15/92
西葫芦	18/73
绿豆芽	18/100
圆白菜	22/86
油豆角	22/99
大白菜	15/83
茄子	21/99
丝瓜	20/83
空心菜	20/76
白萝卜	20/95
西红柿	19/97

附表 3 水果类

食物名称	热量（大卡）/ 可食部分（克）
苹果	59/84
柿子	71/87
桂圆	70/50
猕猴桃	56/83

续表

食物名称	热量（大卡）/ 可食部分（克）
金橘	55/100
桃	54/93
芦柑	43/77
杧果	32/60
草莓	30/97
香瓜	28/78
西瓜	25/59
李子	36/91
菠萝	41/68
梨	41/86
柠檬	35/66

附表 4　肉类和水产类

食物名称	热量（大卡）/ 可食部分（克）
羊肉	215/100
扒鸡	215/66
猪肉（瘦）	143/100
猪肉（肥）	816/100
鸡胸肉	133/100
鹅肝	129/100
马肉	122/100
腊肉	181/100
海蟹	95/55

续表

食物名称	热量（大卡）/可食部分（克）
龙虾	90/46
牡蛎	73/100
海参	262/93
石斑鱼	85/57
章鱼	52/100
带鱼	127/76
胖头鱼	100/61
小黄花鱼	99/63
扇贝	60/35